Gisela Friebel-Röhring

Ich habe Krebs –
und lebe noch immer

W0065292

Ariane Verlag

Die Deutsche Bibliothek – CIP-Einheitsaufnahme

Friebel-Röhring, Gisela:
Ich habe Krebs und lebe noch immer /
von Gisela Friebel-Röhring –
6. Aufl., 51.–65. Tsd. – Königstein : Ariane-Verl., 1994
ISBN 3-929960-02-8

6. Auflage 51 000–65 000 – 1994

Copyright by Ariane Verlag GmbH,
61462 Königstein, Hattsteiner Straße 2
Gesamtherstellung: Ebner Ulm
Umschlag: Monika Mulzer-Adam, 61273 Wehrheim
ISBN 3-929960-02-8
Printed in Germany

INHALT

Vorwort

Die Tumortherapie tritt auf der Stelle. Lediglich bei Kindern und jungen Patienten sehen die Ergebnisse besser aus. Aber wer klärt die Eltern krebskranker Kinder darüber auf, daß als Therapiefolge nach einer chemo- und Strahlentherapie Knochenkrebs als Zweittumor ca. 130mal häufiger auftritt (Ärztliche Praxis 1987)?
Wer sagt Chemotherapie-Patienten, daß ca. 10% der Behandelten nicht an Krebs, sondern an den Nebenwirkungen der Therapie sterben werden (Spiegel 1987)? Nur 4% aller fortgeschrittenen und inoperablen Krebsfälle sind »potentiell« heilbar. Wer informiert Frauen, die bei einem Gebärmutterhalskrebs nach der Operation zusätzlich eine Strahlentherapie erhalten (Stadium Ib) darüber, daß von ihnen nach 5 Jahren ca. 85% mehr gestorben sein werden als von denen, die nur operiert werden (Medical Tribune 1988)?

Wer sagt dem Kranken, daß durch eine natürliche Lebens- und Ernährungsweise und die Möglichkeiten der Naturheilkunde nicht nur das Befinden im körperlichen und psychischen Bereich besser wird, sondern auch der Krankheitsverlauf selbst gebessert werden kann?

Ein Labor z. B. zweifelte kürzlich nach der Untersuchung der Blutprobe eines schwer an Prostatakrebs erkrankten Patienten, ob dieser überhaupt an Krebs leiden würde. Es sei unwahrscheinlich, daß sich erhöhte Tumormarker innerhalb von wenigen Wochen normalisieren. Die Diagnose aber war zweifelsfrei durch Gewebsuntersuchungen, Röntgenbefunde und diverse Laborbefunde gestellt worden. Was hatte dieser Mann getan? Er besaß den eisernen Wunsch ohne operative Kastration, Hormontherapie, Strahlentherapie oder Chemotherapie wieder gesund zu werden. Eine naturheilkundliche Behandlung und die Umkehr zu einer naturgemäßen Lebens- und Ernährungsform halfen ihm dabei.

Die Autorin dieses Buches, Frau Gisela Friebel-Röhring, zeigt an ihrem Beispiel, daß der Kranke aktiv werden muß, um gesunden zu können. Er muß erkennen, daß er nicht das bemitleidenswerte Opfer einer Erkrankung geworden ist, sondern der Verursacher seines Mißgeschickes selbst ist. Er möge sich hüten vor falschen Propheten, die ihm suggerieren wollen, daß die aggressivste Therapie die beste sei. Denn dieses ist längst widerlegt.

Daß auch während oder nach einer Chemotherapie und Strahlenbehandlung natürliche Begleitmaßnahmen zu einer Stabilisierung des Immunsystems beitragen können, ist vielfach nachgewiesen worden. So gesehen gibt Frau Gisela Friebel-Röhring ein Beispiel dafür, daß durch Übernahme der Verantwortung für die eigene Erkrankung dort Hilfe zu suchen ist, wo die Natur sie als göttliche Schöpfung anbietet.

Rheine, Januar 1989   Dr. Klaus-Ulrich Hoffmann

Aufgeklärte Menschen leben länger

8. Mai 1988. Welch ein Datum! Vor genau fünf Jahren wurde mein Leben innerhalb von drei Minuten vollkommen aus der Bahn geworfen. Am 8. Mai 1983 fühlte ich den kirschkerngroßen Knoten in der linken Brust. Ich hatte Krebs. Einen Tag später sollte ich die ganze Tragweite erkennen. Nach einer Mammographie, bei der man den Knoten nicht einmal nachweisen konnte, nach einer Drei-Minuten-Untersuchung also wurde damals beschlossen, gleich am nächsten Morgen zu operieren. Es hieß: »Wir müssen sofort etwas unternehmen. Sonst ist es zu spät.« Mit anderen Worten, die Einstellung und Hoffnungserwartung, die uns von seiten des Fernsehens eingetrichtert wird, trieb mich damals sozusagen in die Arme der Ärzte und in die Operation.

Jetzt, nach fünf Jahren, weiß ich, warum ich diesen bitteren und so furchtbaren Weg habe gehen müssen. Ich bin fast daran zerbrochen. Aus Erfahrung weiß ich jetzt, daß viele Frauen deshalb vollkommen aus ihrer Lebensbahn geschleudert werden, weil man auch heute noch sagt: »Wir müssen sofort etwas unternehmen. Sonst ist es zu spät.« Knoten = Krebs = Operation!

Noch immer spricht man von Früherkennung. Gerade in diesen Tagen macht man ungeheure Anstrengungen, um der Menschheit mal wieder einzubleuen, daß es Krebs gibt. Dieses Bewußtsein darf ja nicht einschlafen! Das wäre fatal, denn dann könnte ja nicht mehr so gut verdient werden. Die Krebsangst muß immer wachbleiben. Anders kann ich es mir einfach nicht erklären, warum man so weitermacht und nicht die Wahrheit sagt.

Haben Sie von der Schulmedizin schon mal gehört, daß ein Krebs sich an die fünf bis 15 Jahre im Körper befinden *muß*, bevor man ihn entdeckt? Bevor ein Knoten sieben Millimeter groß ist, befindet er sich in der Regel schon an die zehn Jahre im Körper! Die Schulmedizin kann aber einen Knoten nur entdecken und als solchen erkennen, wenn er einen Zentimeter Durchmesser hat. Daß er bis dahin schon sehr lange streut, ist der Schulmedizin auch bekannt. Doch das wird verschwiegen. Man spricht ständig von »Früherkennung«. Bei der Schulmedizin ist der Mensch erst an Krebs erkrankt, wenn sie den Knoten entdeckt hat! Daß der Mensch aber vorher schon an die fünf bis 15 Jahre Krebs in sich hatte und putzmunter damit gelebt hat, das zählt nicht. Es zählt auch nicht, daß ein unbehandelter Krebspatient durchschnittlich noch 12½ Jahre lebt. Ein behandelter Patient dagegen, der Operation, Chemotherapie und Bestrahlung über sich ergehen lassen mußte, lebt durchschnittlich noch drei Jahre.

Doch darauf möchte ich jetzt nicht weiter eingehen. Mehr darüber am Schluß des Buches.

Die Tragödie, die für mich am 8. Mai 1983 begann, wäre vermeidbar gewesen, wenn ich mich vorher aufgeklärt hätte! Es ist schon zum Weinen, wenn man sich erst verstümmeln lassen muß und am Rand des eigenen Grabes gestanden hat, um zu begreifen, wie wichtig es im Leben ist, sich vorher zu informieren und nicht den Kopf in den Sand zu stecken!

Damals, ein Jahr nach meiner Erkrankung, habe ich in wildem Zorn das Buch »Ich habe Krebs! – Na und?« geschrieben. Ich wollte einfach alle Menschen davor bewahren, sich auch verstümmeln zu lassen. Nachdem dieses Buch erschienen war, hat sich mein Leben nochmals grundlegend geändert. Das konnte ich damals nicht wissen. Ich wollte nur warnen, sonst nichts!

Vor kurzem sagte jemand zu mir, der keine Ahnung hatte, daß ich die Autorin des vorgenannten Buches war: »Wenn ich wüßte, ob die Frau noch lebt, jetzt nach fünf Jahren, wenn sie wirklich noch gut lebt, dann muß man ja daran glauben, was sie geschrieben hat!«

Daraufhin gab ich mich zu erkennen! Die Frau sagte: »Aber dann müssen Sie noch ein Buch darüber schreiben! Die Menschen werden es dann wirklich glauben. Fünf Jahre und so putzmunter! Das ist doch genau das, was die verzweifelten Krebspatienten mehr denn je brauchen. Hoffnung, Freude am Leben und zu wissen, daß es auch anders geht!«

Ja, in der Tat, es geht auch wirklich anders!

»Sie müssen endlich erfahren, daß man erst den sanften Weg gehen soll, bevor man mit den schrecklichen lebensverkürzenden Mitteln der Schulmedizin anfängt. Kaputtmachen lassen kann man sich doch noch immer. Frau Friebel, Sie müssen es tun!«

Es ist nicht die erste Frau gewesen, die mir das gesagt hat. Tägliche Anrufe, Briefe und die Menschen, die ich bei den Vorträgen kennenlerne, sagen es mir immer wieder. »Sie müssen noch einmal alles schreiben, was Sie jetzt dazugelernt haben! Es ist so vieles. Wenn man es nachlesen kann, behält man es besser!«

Jetzt sitze ich also hier und schreibe.

8. Mai 1988!

Verbitterung kommt nicht mehr hoch. Auch nicht, als ich vor einer Woche eine Wöchnerin in dem Krankenhaus besuchte, in dem ich seinerzeit gelegen habe. Das Zimmer war mir bekannt. Ich konnte zum ersten Mal die Station betreten, ohne daß Emotionen bei mir wachwurden. Man kann mich nicht mehr zerstören. Nie mehr. Ich bin frei! Ich bin wirklich frei! Ich habe meinen Weg gefunden. Und das schönste daran ist, ich habe so viele Beweise, daß auch andere schon frei sind! Daß sie sich selbst helfen!

Ja, ich würde wirklich jetzt nicht hier sitzen und ein zweites Buch über meine Erkrankung und deren Folgen schreiben, wenn ich nicht täglich von den vielen Tragödien hören würde, die sich noch immer in Deutschland zutragen!

Der liebe Gott hatte mit mir Erbarmen. Er öffnete mir die Augen! Ich erhalte nicht nur sehr viel Wissen –, auch von guten Ärzten werde ich aufgeklärt – sondern ich bekomme auch immer wieder die Bestätigung, daß es stimmt! Die These stimmt wirklich: Geh den einfachen Weg, und du wirst gesund! Bleibe ihm treu, und dir wird nichts geschehen! Reinige deine Seele! Vergiß nie, zuerst erkrankst du an deiner Seele. Wenn du es nicht begreifst, wirst du körperlich krank.

Viele Krebspatienten haben mich angerufen und gesagt: »Nachdem ich Ihr Buch gelesen habe, kann ich nur sagen, es könnte auch meine Geschichte sein. Gerade so trug es sich bei mir auch zu. Gerade so habe ich die ganze Zeit auch empfunden. Endlich mal ein Mensch, dem man vertrauen, der mit mir fühlen kann!«

Angehörige sagten: »Jetzt verstehe ich meinen Krebspatienten erst richtig. Jetzt kann ich mich ganz anders verhalten. Ich selbst habe gar keine Angst mehr vor dem Krebs! Sollte sich bei mir ein Knoten zeigen, werde ich erst den anderen, den sanften Weg gehen, Frau Friebel!«

Solche Sätze sind für mich der schönste Lohn! Das spornt zum Weitermachen an.

Mein Leben hat sich nach dem 8. Mai 1983 grundlegend verändert. Die Arbeit hat nicht aufgehört, im Gegenteil! Aber ich tue es gern. Ich habe begriffen, wenn man anderen hilft, hilft man sich letztendlich selbst. Es ist schön. Man findet so viele Freunde. Das kann man mit Geld nicht bezahlen.

Weil es eben immer noch so ist: Heute wird der Krebsknoten entdeckt, morgen schon operiert! Weil viele Menschen von der Schulmedizin gewissenlos aus der Bahn geschleudert werden – nur ein Bruchteil überlebt es wirklich und fängt sich wieder. Weil man weiß, daß diese Eile nicht nötig ist, sondern sich dadurch der ganze Zustand noch verschlimmert, darum schreibe ich dieses Buch!

Wahrscheinlich werde ich deswegen sehr stark angegriffen werden. Ich laufe Sturm gegen ein Bollwerk der Medizin, womit es sich so gut verdienen läßt. Ich tue es trotzdem! Ich kann einfach nicht schweigen!

An Hand meiner und vieler anderer Krebskrankengeschichten werde ich beweisen, wie einfach man Krebs heilen kann. Wie leicht man damit leben und schmerzfrei ein lebenswertes Dasein führen kann.

Ich schwöre: Seit April 1984 bin ich zu keiner Nachsorge, keiner Vorsorge oder Früherkennung oder überhaupt zu irgendeinem Arzt gegangen. Ich bin in keiner Behandlung! Auch bei keinem Heilpraktiker. Selbst wenn ich seit über drei Jahren mit einem Arzt zusammen Vorträge halte. Auch wenn ich zu medizinischen Kongressen gehe, bin ich in keiner ärztlichen Behandlung! Ich betone aber ganz ausdrücklich, ich halte täglich bestimmte Spielregeln ein. Das ist für einen Krebspatienten lebenswichtig. Das sollte er nie vergessen.

Jeder Mensch hat Krebs in sich. Jeder. Also werde ich ihn auch nicht los, wenn die Schulmedizin den Knoten, ganze Gliedmaßen oder Organe entfernt! Dann fängt die Tragödie erst richtig an. Ich werde es genau erklären, warum.

Beginnen wir also ganz von vorn.

So begann alles

9. Mai 1988. Vor fünf Jahren wurde ich verstümmelt. Schnell und gnadenlos. Als ich wieder zu mir kam, war alles vorbei. Die schwarzen Stunden und die Verzweiflung, die man spürt, wenn man den Boden unter den Füßen verliert. Ich habe das schon im ersten Buch ausführlich geschildert.

Kommen wir also zur Sache.

Was habe ich seinerzeit alles getan? Insbesondere, was habe ich zuerst getan? Diese Frage wird mir immer wieder gestellt. »Sagen Sie mir doch bitte, was haben Sie getan? Ich möchte es auch tun. Mein Körper ist so kaputt. Ich kann nicht mehr! Ich muß jetzt etwas tun!«

Solch verzweifelte Worte höre ich täglich am Telefon oder bei Vorträgen. Man fühlt sich so alleingelassen. Besonders, wenn man immer wieder erfahren muß, daß man nicht für voll genommen wird. Daß man verspottet wird, wenn man in den Kliniken und Krankenhäusern Fragen stellt. Neulich sagte eine Frau weinend am Telefon: »Ich bin so geschockt, daß ich kaum mehr wage, Fragen zu stellen. So wütend wurde der Arzt in der Klinik.« Was hat sie denn Böses gefragt? Sie hatte sich nach Naturmedizin und Ernährung bei Krebs erkundigt.

Warum habe ich eigentlich begonnen mich dagegen aufzulehnen? Schon vier Tage nach meiner Operation? Es war die Art und Weise, wie man mich behandelte. Fragen sollte man keine stellen. Überhaupt sollte man mit dem Denken völlig aufhören.

»Machen Sie nur das, was wir Ihnen sagen. Wir haben alles im Griff. Denken Sie nicht so viel nach! Das macht krank!«

Ich hatte einen Knoten in der Brust. Man hat mir die Brust amputiert, aber nicht das Gehirn! In den Augen der Schulmedizin war also alles gelaufen. Warum sich dann noch Gedanken darüber machen?

Ich konnte jedoch nicht aufhören zu denken.

Zuerst einmal wollte ich nicht wie ein Käsemännchen aussehen. Ich war so schön braun, und es war Mai. Man hatte mir gesagt, daß ich an die fünf bis sechs Wochen in der Klinik bleiben müsse. Im Krankenhauszimmer ist ja sowieso schon alles trist. Viel später sollte ich auch erfahren, wie wichtig Farben sind. Doch darüber später. Schon lange weiß ich, daß man mit Karotin schön braun wird. Also müssen Karotinpillen her, dachte ich. Wenn ich die nehme, behalte ich meine braune Farbe. Und siehe da, es war so. Die Krankenschwestern wurden direkt neidisch. Einigen verriet ich den Tip. Woher sollte ich denn wissen, daß Vitamin A bei der Tumorbekämpfung eine große Rolle spielt? In »Ich habe Krebs! – Na und?« habe ich nur geschrieben, wie wichtig es ist, und nicht den Grund nennen können. Das kann ich jetzt. Bei allen Sachen, die ich hier aufführe, kann ich endlich sagen, warum es so wichtig ist. Wenn man dieses Aha-Erlebnis gehabt hat, fängt man wirklich an, weiter nachzudenken.

Also gleich nach der Operation nahm ich Karotin zu mir, vier Wochen lang, jeden Tag eine Kapsel. Nicht länger: denn damals wußte ich schon, daß man damit auch seine Leber schädigen kann. Also nur kurzfristig hochdosiert einnehmen. Im übrigen kann man Karotin durch Lebensmittel spielend leicht zu sich nehmen, ohne sich zu vergiften.

Wenn auch die Schulmedizin verächtlich darüber lächelt, lassen Sie sich nicht verrückt machen. Diese Tatsachen stimmen! Sie sind schon lange bekannt. Vitamin A ist ein Schutzstoff für unseren Organismus! Es arbeitet mit Zink zusammen. Ist also tumorwachstumshemmend sowie gut für die Haut und die Augen. Sollten mal Ihre Schleimhäute von Pilzen befallen werden, haben Sie zumeist zu niedrige Vitamin-A-Werte.

Vitamin A stimuliert also Ihre Abwehr, bekämpft die Tumorzellen direkt. Man bekommt auch einen Vitamin-A-Mangel durch zu langes Fernsehen! Bitte keine Kapseln Vitamin A nehmen! Keimlinge aus Luzerne sind sehr gut. 100 Gramm enthalten bis zu 4400 i.E. (Internationale Einheiten).

Doch nicht nur Vitamin A ist lebenswichtig für einen Krebspatienten.

Gehen wir doch einmal die ganzen Vitamine durch, damit Sie erkennen, wie wichtig es ist, was man ißt. Besonders als Krebspatient. Man kann sich auf Dauer auch wieder gesund essen!

Vitamin B

Vitamin B ist auch ein Schutzstoff für unseren Organismus. B_2 spielt im Atmungsferment eine wichtige Rolle. Inzwischen haben Sie bestimmt schon gehört, daß Krebszellen sehr ärgerlich auf Sauerstoff reagieren. Und B_{12} ist wichtig für die roten Blutkörperchen. Und die brauchen wir ja nun auch. Überhaupt müssen wir doch unseren ganzen Körper mobil machen, um sich gegen den Krebs aufzulehnen. Vitamin B ist enthalten in: grünen Salaten, Hefe und Vollkorn.

Wir besitzen 60 Billionen Zellen! Ein paar spielen nur verrückt und sind krebsig geworden. Also habe ich mir damals gesagt, wenn ein paar Zellen verrückt spielen, dann muß ich doch nur die anderen Zellen munter machen, damit sie die Krebszellen vernichten. Die Schulmedizin dagegen geht hin und zerstört das ganze Immunsystem so gründlich, daß viele sich anschließend nicht mehr erheben können!

Vitamin C

Wußten Sie, daß ein bis zwei Gramm Vitamin C täglich, vorübergehend eingenommen, zur Vermeidung von Operationsschocks eine gute Sache ist? Hat man Ihnen das gesagt? Nein? Mir auch nicht. Vitamin C trägt zur Reifung der roten Blutkörperchen bei. Außerdem erhöht es die Widerstandskraft gegen Infektionen. Und nichts ist schlimmer für einen Krebspatienten, als sich während einer Chemo- oder Bestrahlungsphase einen Infekt zu holen.

Beim Kochen jedoch wird viel Vitamin C zerstört, ebenfalls durch falsche Lagerung, z. B. Tiefkühlkost! Übrigens ist so viel Vitamin C nicht mehr in unseren Produkten vorhanden, wie uns das die Werbung weismachen will. Doch darüber auch später.

Sie sollten also auch Vitamin C zur Tumorbekämpfung einnehmen! Man kann es durch gezielte Ernährung zu sich nehmen. Gekeimte Sojabohnen nehmen nach drei Tagen um das Fünffache an Vitamin C und an Menge zu. Mit einem Löffel Sojabohnen hat man also den Tagesbedarf gedeckt! Wenn man erkrankt ist, nimmt man halt mehr.

Vitamin E

Wie die vorherigen Vitamine ist Vitamin E ebenfalls ein Schutzstoff für unseren Organismus. Es hält außerdem den Alterungsprozeß auf und ist zudem ein guter Strahlenschutz. Vitamin E gilt als »Fänger von freien Radikalen, die als Zellgifte wirken« (Studie Professor Böhlau, Bad Soden).[1] Es ist also krebshemmend. Kein gesunder Mensch muß Vitamin E in Pillenform zu sich nehmen. Es ist reichlich in guter Nahrung vorhanden: in guten Ölen, Butter, Nüssen, Getreide, frischem Gemüse. Praktisch genügen pro Tag ein Eßlöffel Maiskeimöl und eine Handvoll Nüsse!

Vitamin M – Folsäure – B_{10}

Es ist für den Aufbau der roten Blutkörperchen und die Zellteilungsvorgänge wichtig. Ein Mangel von B_{12} und Vitamin C verzögert die Wundheilung nach Operationen. (In Klinik Würzburg nachgewiesen.) Es ist außerdem wichtig bei der Blutbildung. Vitamin M ist im Blattgemüse vorhanden sowie in Nüssen, Vollkorn und Hefe. Praktisch in allen grünen Gemüsen.

Erkennen Sie jetzt langsam, wie wichtig es ist, wie man sich als Krebspatient ernährt?

Dem Krebskranken immer nur zu sagen: »Leben Sie so weiter wie bisher«, ist langsam ein Verbrechen! Vergessen Sie es nie mehr: Der ganze Körper ist erkrankt, nicht nur diese eine Krebsstelle. Die Schulmedizin behandelt ausschließlich die erkrankte Zone. Sie beseitigt aber nie die Ursache!

Krebs ist nicht plötzlich angeflogen gekommen. Er ist in uns, und wir haben viele Jahre etwas falsch gemacht.

Viele Dinge spielen da eine Rolle!

Zunächst steht fest, daß wir zu wenig Vitamine zu uns nehmen. Durch die jahrelange Werbung haben wir uns krankgegessen und tun es auch jetzt noch! Und dann sagt der Arzt zum Abschied: »Leben Sie ruhig so weiter wie bisher. Sie werden viel Quatsch hören. Denken Sie nicht darüber nach. Genießen Sie Ihr Leben!«

Solche Sprüche höre ich täglich am Telefon!

Aber immer mehr Patienten wachen auf und wollen etwas tun, um von ihrer Angst loszukommen! Solange man etwas für sich tun kann, ist noch jede Chance da, gesund zu werden.

Wenn ich hier die Dinge schildere, gewöhnlich ohne Nennung von Institutionen und Professoren, so heißt das noch lange nicht, daß dieses Wissen auf meinem Mist gewachsen ist! Nein, ich habe die Informationen mühsam zusammentragen müssen. Im Quellenverzeichnis am Schluß sind alle Bücher und Artikel genannt. Wenn Sie wollen, können Sie alles fachlich nachlesen.

Es ist wirklich eine Wissenschaft für sich! Aber manchmal auch spannend wie ein Krimi. Ich habe ein Steinchen ums andere gefunden. Bald habe ich das ganze Mosaik zusammen!

Es klingt alles so einfach. Darin liegt wohl der große Fluch. Weil es zu einfach ist – und weil man es selbst tun kann. Mit Medikamenten läßt sich dabei nichts verdienen. Sie, liebe Leser, können jetzt entscheiden, was Sie tun wollen oder nicht. Gehen Sie diesen Weg, dann werden Sie sehr schnell merken, wie putzmunter man sich fühlen kann. Man nimmt wieder Verantwortung an!

Prägen Sie sich eines für immer ein – *Sie* sind krank geworden, dann können auch nur *Sie* sich wieder gesund machen! Solange Sie herumlaufen und glauben, woanders Heilung zu finden, werden Sie keine Heilung erhalten. Sie haben sich krank gemacht. Sie allein. Man kann sich informieren, beraten lassen, aber behalten Sie immer die Verantwortung für Ihren Körper. Überlassen Sie diese Verantwortung keinem anderen Menschen!

Denken Sie auch daran: »Kein Arzt kann Ihnen Ihr Leben verlängern, wenn Gott es nicht will! Wäre es anders, würde kein Arzt der Welt mehr sterben!« Eine Statistik aber besagt, daß Schulmediziner früher als die Durchschnittsbürger sterben! Dagegen erreichen Naturheilärzte oft ein sehr hohes Alter. Sie müssen davon überzeugt sein, und vor allen Dingen, Sie müssen es auch für sich anwenden, was Ihnen guttut.

Wachen Sie endlich auf!

Fangen Sie an zu denken!

Denken tut nicht weh!

Man muß es nur wieder ein wenig üben!

Denken lassen kostet Ihr Geld und macht Sie auf Dauer kaputt.

Lauert der Tod wirklich im Darm?

Sollte es wirklich stimmen, daß wir da einen Feind in unserem Körper haben, der darauf bedacht ist, uns umzubringen, und wir nichts davon wissen? Oder vielleicht doch?

Jetzt werden Sie sicherlich sagen: »Aber in der Klinik hat man jeden Tag gefragt, ob ich Stuhlgang hatte.«

Ja, das tun sie wirklich. Die Krankenschwester fragt und macht den entsprechenden Eintrag in der Krankenakte und fertig. Damit ist es aber gar nicht getan. Wußten Sie, daß, wenn man wirklich gesund sein will, drei- bis viermal Stuhl haben muß? Wir rümpfen die Nase, wenn es auf dem »Örtchen« scheußlich stinkt. Wir desinfizieren die Toiletten, nicht aber unseren Darm. Haben Sie noch nie daran gedacht, daß das, was aus uns herauskommt, was so schrecklich stinkt, daß das doch wohl keine gute Sache sein dürfte? Wußten Sie auch, daß man bei guter und richtiger Verdauung beim Stuhlgang kein Papier benutzen müßte?

Seit fünf Monaten bin ich Oma und habe festgestellt: Solange ein Baby Windeln trägt, fragt der Kinderarzt sehr sorgfältig nach der Zahl der Stühle, nach der Beschaffenheit und dem Geruch. Er ist sehr genau darauf bedacht, alles bis ins kleinste zu erfahren. Als Säugling hat man es also richtig gut. Doch sobald das Kind aus dem Windelalter heraus ist, interessiert nur noch, ob es täglich Stuhlgang hat.

Wäre also die Menschheit in den Windeln geblieben, hätten die Ärzte nie aufgehört, präzise Fragen zu stellen!

Sie wollen wissen, weshalb ich so ausführlich darauf eingehe? Wenn Sie das erste Buch gelesen haben, wissen Sie, daß ich ziemlich schnell damit begann, meinen Darm zu sanieren. Ich begriff, wenn ich viel liegen muß, also vom aktiven Leben brutal abgeschnitten bin, muß ja der Darm streiken! Das aber wollte ich vermeiden. Damals ahnte ich nicht, wie wertvoll es für mich war, daß ich in dieser Beziehung meine eigenen Ansichten hatte.

Ich erhielt ziemlich früh das Buch »Gesundheit aus der Apotheke Gottes« von Frau Treben geschenkt.

Damals glaubte ich noch, die Frau habe einen »Kopfschuß«! Was die da über Krebs schrieb, war für mich wirklich makaber zu lesen. Man liegt auf dem Rücken, kann sich vor Schmerzen kaum bewegen und hat eine Brust ab. Man hat Todesängste und weiß nicht mehr, wie es weitergehen soll! Es ist einem inzwischen gesagt worden, es sähe ziemlich bös aus. Der Körper sei bereits mit Metastasen übersät. Und dann liest man so etwas! Im ersten Augenblick dachte ich, die kann mich mal, das Buch feure ich zum Fenster raus und basta! Die hat wohl ein paar Schrauben locker. Die Frau gehört eingesperrt! O ja, damals hatte ich wirklich böse Gedanken! Zwei Tage und zwei Nächte kam ich davon nicht los. Es war furchtbar, ich sah nur noch rot.

Das Buch aber lag da, und ich holte es in den schwärzesten Stunden immer wieder hervor und las die Berichte der anderen Menschen. Immer und immer wieder! Vielen Menschen ergeht es jetzt genauso mit meinem Buch »Ich habe Krebs! – Na und?«. Oft rufen mich Krebspatienten oder deren Angehörige an, die nur den Titel, nicht aber mein Buch gelesen haben, und schimpfen.

Sie glauben, ich sei zynisch geworden und würde mich jetzt auf makabre Weise lustig machen. Doch jeder, der es dann gelesen hat, strafft anschließend die Schultern und sagt auch »Na und?«. Damit hat man sich dann endlich in Griff bekommen und erkannt, wie man seine Krankheit besiegen kann.

Doch zurück zu mir.

Was ich akzeptieren konnte, war der Schwedenbitter. So dumm ist man manchmal. Das eine nimmt man sofort an und glaubt daran, und die anderen Dinge sind indiskutabel.

Also ließ ich mir den berühmten Schwedenbitter mitbringen und sanierte meinen Darm. Das ging so prima, daß ich später auch andere Patientinnen, die mit mir zusammen im Zimmer waren, »kurierte«. Auch nach großen Operationen klappte das sehr gut.

Aber das sollte ich eigentlich gar nicht erzählen, sondern Sie sollen jetzt erst einmal verstehen, warum der Darm so wichtig für uns ist. Ja, daß man gar nicht krank werden kann, wenn dieser richtig funktioniert. Irgendwann werde ich ein Buch nur über den Darm schreiben, mit dem Titel: »Mein bester Kumpel Dicki!«. Ja, so sehe ich jetzt meinen Dickdarm ausschließlich. Er ist mein Kumpel geworden. Wir arbeiten jetzt zusammen, und seitdem geht es uns beiden ziemlich gut. Es ist sehr wichtig, sich mit seinem Krebs und seinen einzelnen Organen zu unterhalten. Man bekommt ein richtig nettes Verhältnis zu ihnen. Man freundet sich an und versteht sich gegenseitig.

Wußten Sie zum Beispiel, daß 50 % des körpereigenen Abwehrsystems über das Lymphgewebe und den Darm laufen?

Die Darmschleimhaut ist ganz besonders strahlenempfindlich. Denken Sie immer daran, wenn man Ihnen mit einer Bestrahlung kommen will.

Die Darmschleimhaut reagiert aber auch besonders sensibel auf Gift in unserer Nahrung. Wir müssen demnach darauf achten, was wir zu uns nehmen, ob die Produkte mit

Insekten- und Pflanzengiften und mit überreichlichem Dünger behandelt wurden. Vor allem künstliche Zusatzstoffe in der Nahrung sind für die Darmschleimhaut Gift. Die Chemie in Lebensmitteln macht uns kaputt und krank.

Ach ja, und dann die toxischen Gifte.

Wußten Sie, daß ein völliger Zusammenbruch durch Alkohol, Schlafmittel und Cortison-Präparate, verschiedene Rheumamittel und die scheußlichen Zytostatika stattfindet?

Wenn der Darm nicht ständig gut entleert wird, also Reste in den Ausbuchtungen (Divertikel) zurückbleiben, wird das Krebsrisiko vermehrt. Rohe Karotten sind richtige Darmputzer. Wer unter Durchfall leidet, sollte Frischmilch meiden und auch Fleisch.

Essen Sie hingegen oft Zimt, Gewürznelken und Rosmarin, regen Sie den Darm an.

Jede Angst bringt unsere Verdauungsorgane völlig durcheinander und verhindert damit, daß unsere Nahrung richtig ausgewertet wird. Darum rede ich mir fast den Mund fransig, wie wichtig es ist, sich nicht in Angst und Panik versetzen zu lassen. Doch leider arbeitet die Schulmedizin damit in großem Umfang. Bei Angst kann man nicht mehr klar denken. Logisch, das Gehirn wird ja buchstäblich von Darmgiften überflutet und benebelt. Es ist sogar organisch nachweisbar, wie schlimm sich Angst auswirkt. Dieser Faktor Angst müßte sofort in allen Kliniken und in den Krankenhäusern eliminiert werden. Damit könnte man viel Gutes tun.

Die Schulmediziner »heilen« den kranken Darm, indem sie ihn entfernen. Etwas zu entfernen bedeutet nicht, es zu heilen. Wir können nicht einen Teil unseres Körpers entfernen, ohne daß sich dies nachteilig auf den ganzen Organismus auswirkt.

In »Ärzte sind nicht allwissend« habe ich bereits von

der Heilerde gesprochen. Man soll täglich ein bis drei Tee-löffel einnehmen.

Sie ist ganz wichtig für die Darmwände. Die Heilerde bewegt sich durch den Magen-Darmkanal und trennt hier Gift- und Fäulnisstoffe, die gärenden Rückstände und die Krankheitskeime von den reinen, gesunden Nährstoffen. Sie wirkt wie ein Löschblatt. Dadurch wird verhindert, daß das Gift in die Blutbahn gelangt. Man kann aber auch zu-sätzlich jeden Morgen auf nüchternen Magen einen Eßlöf-fel voll Olivenöl einnehmen. Es hat nicht nur eine abfüh-rende Wirkung, sondern regt außerdem die Galle an.

Beim Lesen der vielen Bücher bin ich eines Tages auf die Chufas-Nüßli gestoßen. Es handelt sich um eine Erd-mandel. Schon vor 6000 Jahren wußten die Chinesen und die Ägypter von dieser vorzüglichen Erdmandel zu berich-ten. Die Chufas-Nüßli werden aus der Knolle des Zypern-grases gewonnen. Sie besitzen die Eigenschaft, zugleich ge-gen Verstopfung und Durchfall wirksam zu sein. So wie die Mistel gegen zu hohen und zu niedrigen Blutdruck ein-genommen wird. Also ausgleichend wirkt. Aber nicht nur das, Chufas-Nüßli stärken auch die Nerven.

Wieder einmal mußte ich mich erst bemühen herauszu-finden, ob man so etwas bei uns kaufen kann! Ganz so ein-fach war es anfangs nicht. Doch dann machte man sie für mich ausfindig. Man kann sie also kaufen. Gesunde kön-nen täglich zwei Eßlöffel voll Chufas-Nüßli nehmen, und die Verdauung klappt problemlos. Kranke nehmen die doppelte Menge. Man soll anschließend viel trinken. Ich nehme sie vor meinem Tee. Falls Ihr Bioladen oder Ihr Apotheker nicht weiß, wo er sie bestellen soll, können Sie ihm die Adresse nennen: Heinrich Habel, 8890 Aichbach/Klingen, Deutschherrnstr. 2.

Krampfadern zeigen auch oft Störungen des Darms an. Durch zu heiße Speisen und Flüssigkeiten schädigt man nicht nur den Magen, sondern auch den Darm. Äußerlich kann man Flüssigkeiten von 60 °C nur ein paar Sekunden aushalten. Wir nehmen aber oft Speisen zu uns, die zwischen 50–65 °C liegen. Hat ein Arzt Sie schon einmal darauf aufmerksam gemacht? Ärzte suchen die Ursache nur bei den Mikroben.

Sie sehen also, daß durch eine verkehrte Lebensweise der Dickdarm in den vielen Jahren unseres Lebens in eine wahre Abortgrube verwandelt wurde. Dadurch wird unser ganzer Körper mit all seinen Millionen Zellen vergiftet, wie die Senkgruben in den alten Burgen und Schlössern. Wir sind äußerlich peinlich sauber geworden, ja zu sauber. Aber die »innere« Reinigung haben wir dabei vergessen.

Immer wieder haben Menschen darauf hingewiesen, wie wichtig es doch für unser Leben sei, gerade den Darm zu sanieren. Ich könnte hier viele große Namen nennen! Was haben diese Menschen alles durchmachen müssen. Die Schulmedizin hört heute nicht auf, darüber zu spotten und versucht die Aufklärung zu vereiteln. Die meisten Ärzte verharren derart in ihrer herkömmlichen Lebensweise und in ihren Berufsgewohnheiten, daß Verbesserungsvorschläge, selbst wenn diese durch Versuche bestärkt werden, nicht nur absichtlich übersehen, sondern heftig abgelehnt werden. Ganz besonders das Heilfasten bei Darmkrebs! Dabei kann sich jeder Laie eigentlich vorstellen, daß, wenn etwas geheilt werden soll, dies am schnellsten geschieht, wenn man es nicht belastet. Ruht also der Darm, bekommt er also keine Speisen dargeboten, die er zu verdauen hat, kann er sich voll darauf konzentrieren, sich zu regenerieren. Vor allem ist es äußerst schmerzhaft, wenn sich über das Darmgeschwür der Verdauungsbrei drüberschieben muß. Schon aus dieser einfachen Logik heraus ist das Heilfasten eine so feine Sache. Besonders bei Darm- und Magenkrebs im wahrsten Sinne des Wortes!

Was passiert alles in unserem Darm? Nur wenn ich das weiß, kann ich mithelfen, es zu ändern.

Also, der Verdauungsapparat ist ein regelrechter Fäulnisapparat. Im Zusammenwirken von Feuchtigkeit, Hitze und den aus der Außenwelt stammenden Keimen entsteht die Fäulnis. Die unverdauten Nahrungsreste und die noch nicht aufgelösten Eiweißstoffe werden ohne weiteres in Bakterienträger verwandelt, wenn diese Fäulnisstoffe zu lange im Darm verbleiben. Im wahrsten Sinne des Wortes »brüten« wir eine Krankheit aus, da der Dünndarm und besonders der Dickdarm imstande sind, Fäulnisstoffe ins Blut zu leiten. Pfarrer Kneipp sprach von den unreinen Säften im Körper! Schon 1822 wurde nachgewiesen, daß Fäulnisstoffe giftig sind. Hauptsächlich von eiweißhaltiger Nahrung. Der Absud von 2,5 Gramm faulen Fleisches genügt, um den Tod herbeizuführen. Verstopfung also wird hauptsächlich durch faulende Nahrung in den Eingeweiden verursacht. Durch Pflanzenkost entsteht keine Verstopfung. Die Schulmedizin bezeichnet Vegetarier verächtlich als »Körnerfresser«. Haarausfall an der Vorderseite des Kopfes zeugt von schlechter Darmtätigkeit. Achten Sie mal auf die Haarpracht Ihrer Ärzte. Durch Pflanzenkost bleibt auch der Stuhl fast geruchlos. Er ist fast angenehm. Mit Verstopfung hat man außerdem Kopfweh und Schwindel.

Dann habe ich noch etwas sehr Interessantes gelesen, was sicherlich viele Schulmediziner nicht wissen. »Die Schilddrüse spielt die Rolle eines Maschinenwärters, indem sie die Arbeitsweise des Körpers regelt«, schreibt Lane, ein berühmter englischer Arzt.[1] »Sie vergrößert sich bei Menschen, die an Verstopfung leiden, weil die Drüse zu ungewöhnlicher Arbeit veranlaßt wird. Es ist sinnlos, diese Krankheit durch Entfernung eines Teiles der Schilddrüse oder durch teilweise Zerstörung mit Röntgenstrahlen heilen zu wollen, denn ihre Vergrößerung und die vermehrte Tätigkeit sind Folgen der Aufnahme von Giften aus dem Darm.«

Bis jetzt habe ich noch keinen Schilddrüsenpatienten erlebt, dem erklärt wurde, er müsse mal seine Darmtätigkeit in Ordnung bringen. Das geht auch nicht, denn wenn der Rat befolgt würde, müßte ja nicht operiert werden. Und man sägt doch nicht den Ast ab, auf dem man sitzt! Ein Chirurg kann halt nur schneiden. Damit verdient er ja seine Brötchen.

Sie werden noch oft lesen können, daß Krankheiten ganz andere Ursachen haben und wenn man diese beseitigt, auch eine vollständige Heilung eintritt: So auch bei Krebs! Schon jetzt wissen Sie, daß und wie Giftstoffe ins Blut gelangen. Besonders gutes Blut ist gerade bei einem Krebskranken lebenswichtig. Aber sehen wir doch mal weiter, was der Darm uns noch alles zu »bieten« hat. Es ist fast so spannend wie ein Krimi.

Der Dickdarm kann also mit Recht als eine wahre Brutstätte angesehen werden, aus der für die Menschen viel Unheil und Leiden entstehen. Verstopfung mit den Folgen: Blutstrom fördert Gifte weiter, die Gewebe werden nicht richtig gereinigt und erneuert, sondern krank und schließlich zerstört – letzte Stufe Krebs! Also unreines Blut kann den Körper nicht vor Krebs bewahren!

Blinddarmentzündung ist die erste ernsthafte Folge einer Verstopfung! Das war mir bis vor einigen Tage auch neu. Die Verseuchung der sich im Dickdarm stauenden Masse durch bösartige Mikroben ist besonders im ersten Teil dieses Organs schlimm. Sie schlüpfen rasch aus dem Dickdarm in den letzten Teil des Dickdarms, in dessen keimfreiem Inhalt sie schnell wachsen. Diese Gifte reizen und stören die Zellen der Niere, ebenso die inneren Gewebe der Blase. So schlimm ist es also! Und das lassen wir

Jahr für Jahr einfach zu. Und dann wundern wir uns noch, wenn unser Körper eines Tages aufschreit und wirklich krank wird.

Wenn Sie glauben, daß dies erst seit kurzem bekannt ist, dann muß ich Sie, liebe Leser, leider mal wieder enttäuschen! Der größte aller Ärzte, Hippokrates, versuchte den Bürgern von Athen klarzumachen, daß es für sie wichtig sei, *nach jeder* Mahlzeit eine reichliche Darmentleerung zu haben, und daß sie, um dies zu erreichen, viel Vollkornbrot, Früchte und Gemüse essen müßten. Hippokrates lebte 460 v. Chr. und wurde 109 Jahre alt! Die heutigen Ärzte finden es schon toll, wenn man täglich einmal zum stillen Örtchen gehen kann!

Röntgenuntersuchungen des Dickdarms nach einer Probemahlzeit zeigen, daß bei Menschen, die täglich nur einmal Stuhl haben, Abfallstoffe des Körpers gewöhnlich 50 Stunden oder noch länger zurückgehalten werden.

Solange also die Abfallstoffe des Körpers schnell und vollständig entfernt werden, kann eine Darmvergiftung mit ihren schrecklichen Folgen nicht entstehen. Die Haut ist frisch, die Zunge rein, der Atem süß, der Geist rege, zuversichtlich und heiter, der Schlaf tief und erquickend. Ausdauer und Widerstandskraft sind groß. Toll, was? Man fühlt sich wie ein junger Gott. Ich habe es selbst ausprobiert. Doch wollen wir mal sehen, was passiert, wenn wir zu faul sind und nur einmal das stille Örtchen aufsuchen. Der Dickdarm entleert sich nur zu einem Drittel. Die Gifte der übrigen zwei Drittel werden aufgesogen. Die zurückbleibenden Stoffe erweitern den Darm und verwandeln ihn in einen Teich, in eine wahre Senkgrube.

Die Entleerung wird immer schwieriger, die Mengen werden geringer. Es sammeln sich immer mehr Abfallstoffe an. Die Natur beseitigt den eintretenden Platzmangel auf die einzig mögliche Weise: sie erweitert und verlängert den Darm. Durch die allgemeine Vergrößerung des Darms verstärken sich auch die Häute, bis sie sich zu starken Bändern entwickeln, die den Darm abknicken, ähnlich wie ein an einem Nagel hängender Gummischlauch abgeknickt wird.

Ja, jetzt sieht es nicht mehr rosig aus! Wenn wir also in Zukunft einen dicken Menschen mit vorgewölbtem Bauch sehen, dann ist das nicht Speck und Torte und »gutes Bier«, sondern er trägt sozusagen seine ganz persönliche Senkgrube mit sich herum! Scheußlich, aber wahr. Das muß man sich einmal wirklich vorstellen! Wer das nicht kann, soll mal ein Plumpsklo oder eine Kläranlage aufsuchen. Dort kann er sich dann ein richtiges Bild davon machen. Und da sagt die Schulmedizin noch, es ist nicht nötig, mehr als einmal zu »müssen«. Was die Naturmedizin erzähle, sei reiner Quatsch. Übrigens haben auch viele Schulmediziner ihre ganz persönliche Senkgrube bei sich!

Der Dickdarm ist vom lieben Gott als Wächter gegen Gifte und gefährliche Mikroben eingesetzt worden! Wir haben ihn in uns zu einer scheußlichen Senkgrube verwandelt.

Wir bestehen zu zwei Dritteln aus Wasser und scheiden täglich an die 2½ bis 3 Liter Flüssigkeit aus. Nehmen wir also die Menge an Flüssigkeit zu uns, geht ein Teil davon in die Blutgefäße und zu den Körperzellen, deren Abfallstoffe auf diese Weise in den Blutstrom gelangen und dann von den Nieren und der Haut ausgeschieden werden. Der Rest fließt durch die Därme. Erkennen Sie langsam, wie alles wirklich funktioniert? Ich meine hier die Naturmedizin bei Krebs. Frau Treben schreibt ja, man soll täglich 2 bis 2½ Liter Tee trinken. Darin liegt eines der großen Geheimnisse.

Die Flüssigkeit wird zu den Körperzellen, also auch zu den Krebszellen, geschickt. Sie saugt die Fremdstoffe auf und nimmt sie mit. Dann kommen diese durch die Nieren oder die Haut nach draußen. Darum sind ja auch die Kräuterbäder so wichtig! Darüber später mehr. Aber auch der Rest, der noch im Körper verbleiben sollte, fließt dann durch die Därme, verflüssigt den Inhalt und hilft den Eingeweiden mit, die Schlacke schneller hinauszubefördern. Haben wir aber die Därme zur Senkgrube umfunktioniert, trinken wir außerdem zu wenig, findet keine Ausscheidung in dem Sinne statt, sondern es kommt zu einer Rückkopplung. Vergiftungen ohne Ende. Also faulig riechender Stuhl weist immer auf ein Vorherrschen von giftbildenden Bakterien hin. Haben Sie schon mal von der Mikrobe Bazillus Coli Communis gehört? Richtig fescher Name, nicht? Ist eigentlich ein netter Kumpel, der in unserem Dickdarm wohnt! Er bleibt es auch. Wenn wir aber besonders viel Fleisch essen, wird die Mikrobe wild und sehr ärgerlich. Sie wehrt sich, indem sie sich sammelt und ihre Kräfte auf die Erzeugung von Fäulnisstoffen konzentriert, die sie dann in allen Teilen des Körpers ablädt. Erhält sie aber frisches Obst und Gemüse, hört die Mikrobe wieder auf, Fäulniserreger zu sein und wird sofort wieder unser bester Freund, ein Gärstofferzeuger!

Seit ich das weiß, kann ich immer mehr auf Fleisch verzichten. Ich will es mir doch nicht mit Micki Mikro verderben!

Neulich las ich etwas sehr Lustiges!

»Nach den amtlichen Erhebungen in England hat kein Beruf einen so hohen Anteil an Todesfällen infolge Darmkrankheiten wie der Arztberuf.« Wenn ich jetzt spöttisch veranlagt wäre, würde ich lachend sagen: »Ja, ja, wer andern eine Grube gräbt . . .« Warum sterben soviel der Herren Ärzte denn daran? Jede Erkrankung geht über die Seele. Der Sitz der Erkrankung sagt mir das Problem. Darm bedeutet also: von einer Sache, einer Idee, einer Person nicht loslassen wollen. Also krampfhaft festhalten wollen. Solange man das tut, kann man nicht gesund werden.

Die Schulmediziner halten eisern an ihrer »Weisheit« fest, koste es was es wolle! Darum auch die hohe Todesrate durch Darmerkrankungen bei den Schulmedizinern. Also doch, wer anderen eine Grube gräbt? Gleichwohl sie darum wissen, fahren sie fort, den Menschen eine unnatürliche Kost einzureden.

Därme, die sich infolge dieser falschen Ernährung überarbeitet und vergrößert haben, werden herausgeschnitten, ausgebrannt und verstümmelt. Man nennt so etwas »Heilung«. Die Chirurgen füllen also die Mülleimer der Operationssäle mit Organen, die infolge der Gifte und der inneren Unreinheit zugrunde gerichtet wurden.

Also mehr Reinigung im Darm als im Klobecken! Es hilft viel mehr und ist gesünder. Eine Kloschüssel bekommt keinen Krebs, aber Sie! Nebenbei bemerkt sind Desinfektionsmittel in der Regel sehr schlimme Umweltsünder und außerdem mit Formaldehyd angereichert. Essig tut's auch!

So bringen also viele Patienten diesen falschen Propheten weiterhin ihre Opfer dar; denn sie haben die große Wahrheit nicht erfaßt, daß ein unfähiges, unüberwachtes, medizinisches Beamtentum für die Menschheit gefährlich ist.

Sir Arthur Keith nennt den Dickdarm eine bedrohte Fabrik.[1] Wir glauben, daß unser Stuhlstoff erst nach der Darmentleerung so abscheulich zu riechen beginnt und nehmen ängstlich sauberes Papier, damit ja keine Mikroben oder Fäulnisbakterien den Weg in den Darm finden können. Was aber am anderen Ende hereinkommt, spielt keine Rolle.

Die erste Frage, die ein Arzt zu Hippokrates' Zeiten an seine Patienten richtete, war, wie die Beschaffenheit und der Geruch der Stuhlstoffe und des Schweißes sei. Beseitigte er den Grund des Übelriechens, war auch das Leiden behoben. Doch nichts ist schwerer zu ändern als Gewohnheiten; denn die Gewohnheit ist die höchste Obrigkeit im Menschen.

Die Ärzte beharren hartnäckig auf der unsinnigen Meinung, daß der Mensch das einzige Lebewesen der Schöpfung sei, das ungestraft genießen könne, wonach es ihm gelüstet oder was ihm die Lebensmittelerzeuger auf den Tisch stellen. Es ist kein Wunder, daß von den Ärzten nicht weniger als 5000 »bedeutende« wissenschaftliche Abhandlungen über Darmgeschwüre geschrieben worden sind und daß ein führender Fachmann zugeben muß, daß wir über die wahren Ursachen nicht mehr wissen als vor 100 Jahren.

Hunde bekommen sehr selten Magenkrebs. Die Wissenschaft macht es sich leicht und sagt: »Die Hunde sind immun gegen Magenkrebs, der Mensch nicht!«[1] Hinter so einem Spruch kann man sich immer verkriechen, wenn man mit seinem Latein am Ende ist.

Wollen Sie wissen, warum ein Hund kaum Magenkrebs bekommt?

Er ißt und trinkt nichts Heißes! Er wartet immer so lange, bis es lauwarm ist. So einfach ist das. Ein Baby brüllt wie am Spieß, wenn das Fläschchen zu heiß ist. Darauf nimmt man Rücksicht! Komisch, nicht? Und wie oft verbrennen wir uns die Zunge und den Schlund?

Zum Schluß eine kleine Bemerkung: Das Blut, das durch den Kopf fließt, nimmt alle Sorgen, Kummer und Ängste mit und fließt weiter, auch durch den Darm, wo sich dann schließlich die Störungen bemerkbar machen.

Haben Sie jetzt endlich erkannt, wie wichtig es ist, wenn wir Dicki, den Darm, in Ordnung halten? Ich habe ihn damals mit Schwedenkräutern behandelt und fühlte mich ausgezeichnet. Es gibt aber noch viel mehr, was man tun kann und auch tun muß!

Zuerst einmal die Möhre. Sie ist ein Darmputzer und für mich so etwas wie eine alte Freundin geworden. Zum einen dient sie als Vitamin-A-Spender und auf der anderen Seite reinigt sie auch den Darm.

Also die Möhre nicht vergessen! Dann sollte man die Bauchpartie täglich mit Olivenöl einreiben. Auf nüchternen Magen Olivenöl einzunehmen ist auch gut. Außerdem an die Heilerde denken. Diese Behandlung muß ein Krebspatient für immer beibehalten. Nie vergessen! Auch wenn der Knoten verschwunden ist, wir haben den Krebs noch immer in uns. Dann die Mengen Flüssigkeit nicht vergessen. Sie helfen nicht nur Dicki, dem Darm, flott zu arbeiten, sondern schwemmen auch alle Giftstoffe fort. Lebenswichtig, dies zu wissen!

Darmstörungen finden immer im Querdarm statt, schreibt Dr. John Diamond.[2] Wenn Sie nicht an Krebs erkranken wollen, so sollten Sie viel Brennesseltee trinken. Die Brennesselkur ist übrigens auch bei Magengeschwüren sehr gut einsetzbar. Man kann auch mit Kohlauflagen (Wirsing, Rotkohl etc.) arbeiten. Es »zieht« aber gewaltig. Man muß wissen, wieviel Schmerzen man verkraften kann.

Zur Verbesserung der Verdauung sollte man nicht zu viel Kleie essen, sie klumpt. Die bereits erwähnten Chufas-Nüßli sind feinverflockte Erdmandeln. Man kann sie pur nehmen, aber auch als Rohkost verwenden, über Aufläufe oder über einen Brei streuen. Ich nehme sie pur. Aber erst seit einiger Zeit. Davon erfuhr ich ja erst kürzlich.

Chufas hat nicht nur Ballaststoffe für Dicki, den Darm, sondern besitzt außerdem reichlich Kalium, Kalzium, Magnesium, Eisen und das seltene Vitamin H und P sowie zahlreiche Enzyme. Schwerste Darmdivertikel sind damit unter ärztlicher Aufsicht geheilt worden.

Vergessen Sie um Gottes willen nicht, was ich über Micki Mikro, also den Bazillus Coli Communis, gesagt habe. Diese Mikrobe im Darm wird zum Fäulniserreger, wenn man sie mit zuviel Fleisch füttert.

Ja, und dann ist da noch die Sache mit den hübschen Blümchen auf dem Toilettenpapier! Es macht sich so gut zu den Fliesen im Bad, nicht? Haben Sie auch gewußt, daß die Blümchen praktisch blanke Chemie sind? Nein? Ich auch nicht! Diese Mitteilung traf mich wie ein Hammer. Jetzt verstehe ich, warum so viele Menschen unter Pilzen leiden. Also weg mit den Blümchen! Übrigens, der Po hat keine Augen und ihm ist es wurscht, ob er mit oder ohne passende Blümchen auf dem Papier geputzt wird. Ihm ist es aber nicht wurscht, wenn man ihn ständig mit Chemie »streichelt«.

Ich fühlte mich also ziemlich schnell wohl im Krankenhaus. Ich hatte eine Darmregulierung, nach der man die Uhr richten konnte. Meine Zimmergenossin lachte immer herzlich auf. Besonders dumm war es für mich, wenn ich gerade das Frühstückstablett bekommen hatte. Schon wollte ich mich vergnügt darüberstürzen, bums, wurde mein Blick glasig und ich mußte um die Ecke flitzen!

Später war ich sehr glücklich über meinen eigenen Einfall mit der Darmbehandlung.

Das waren also schon mal zwei wichtige Dinge, die ich für mich tat, ohne dazu von den Ärzten angehalten worden zu sein. Durch Laufen kann man seinen Darm ebenfalls anregen. Es kommt aber noch besser: Lachen ist Gymnastik für die Organe, eine Art inneres Jogging!

Bei Dickdarmentzündungen werden in jedem Falle Gehirn und Nerven in Mitleidenschaft gezogen. Fäulniserregende Darmbakterien verursachen eine dauernde Beunruhigung der Nervenfasern, was sich in unserem Gemüt durch Nervenschwäche, Reizbarkeit, Mißmut, negative

Lebensauffassung, ja bisweilen durch Grausamkeit kund-
tut.

So stimmt also der Ausspruch: Böse Menschen lachen
nicht!

Lachen Sie, es macht Sie gesund!

Sie helfen nicht nur Dicki, dem Darm, sondern noch viel
mehr Organen. Sie werden es noch merken.

Was ist dran an der Tumorplürre?

Wer das erste Buch gelesen hat, weiß, daß ich mich der Zytostatikabehandlung unterworfen habe, weil man mich nicht richtig aufklärte. Viel zu spät sollte ich erfahren, daß sie eigentlich das Gemeinste überhaupt ist, was die Medizin anzubieten hat.

Unter anderem schädigt sie auch den Magen-Darmtrakt. Meine schönen Darmwände wurden erbarmungslos zerstört. Dicki hat sehr leiden müssen! Aber nicht nur er, sondern viele Organe mit ihm. Doch sehen wir mal weiter, was ich in dieser Zeit noch getan habe.

Ich begann sehr früh, mich mit meiner seelischen Macke zu befasseen. Das nur vorab, damit Sie erkennen sollen, wie wichtig das ist. Alles, was ich hier an Selbstbehandlung beschreibe, kann nur wirklich sinnvoll sein, wenn man die Seele reinigt. Doch das werde ich später ausführlich erklären.

Ich hatte ja noch immer mein Buch von Frau Treben. Ich sah also zuerst ein, wie toll der Schwedenbitter war. Ich wollte ihn nicht mehr missen. Ich las also weiter und kam so zu den Kräutertees. Von den Auflagen begriff ich zuerst den Sinn nicht. Außerdem muß ich gestehen, daß ich damals auch ein sehr fauler Mensch war. Man pickt sich ja immer nur das aus einer Behandlung heraus, was nicht soviel Arbeit macht. Was man so nebenbei tun kann. Man glaubt ja immer klüger zu sein. Erfahrung ist nicht wichtig, nur schnell und problemlos soll es gehen, sonst wird man ärgerlich. Eine Behandlung, bei der man sich selbst einbringen muß, ist lästig. Damit kann man keinen Blumentopf gewinnen. Übrigens, diese Einstellung haben fast alle Krebspatienten, die mich anrufen. Irgendwie kommen sie aber dann doch alle dahin, wo ich auch landete.

Gleich nach der Operation sagte man mir, ich hätte sehr schlechte Leberwerte. Man sagte es mir vorwurfsvoll, als ob ich eine Säuferin wäre. Wie dumm ist man doch, da schluckt man alles und hinterfragt nichts. Wahrscheinlich hätte man mir auch nicht gesagt, daß die Leber zum Beispiel während einer Narkose erheblich geschädigt wird. Darum die schlechten Werte. Aber nicht nur deswegen, sondern weil ich ja Krebs habe! Darüber mehr im Kapitel »Leber«.

Ich hatte also ziemlich miese Werte durch Operation und Narkose, und nach knapp 14 Tagen kam man mit der ersten Chemobehandlung! Vorher hatte ich mich schon wieder recht gut aufgebaut. Ich ließ mir auch sehr viel Obst und Säfte ins Krankenhaus bringen.

Doch dann kam der Hammer, die Chemo!

Mein Gott, ich war nur noch ein Wrack! Es war schlimm. Jetzt höre ich oft von Patientinnen: »Ich weiß gar nicht, was Sie wollen, Frau Friebel. Ich muß nicht so brechen. Überhaupt bekommt mir die Chemo recht gut. Ehrlich!«

Von Naturärzten habe ich mir sagen lassen, daß man viele Nebenwirkungen aus der Chemotherapie rausgefiltert hat. Das heißt aber noch lange nicht, daß die Zerstörung auch innerlich aufhört. Im Gegenteil, ich finde die Chemo jetzt deswegen noch schauriger, weil die wirklichen Schäden nicht so direkt spürbar sind. Wären sie so merkbar wie bei mir, würde bestimmt der Patient viel mehr aufmucken und versuchen, sich dagegen aufzulehnen. Erst wenn es zu spät ist, erkennen sie, wie zutreffend die Warnungen waren.

Ich konnte nicht mehr essen ohne zu würgen! Ich war schrecklich krank! Ich taumelte nur noch hin und her und war nicht mehr froh, überhaupt zu leben! Dann wurde ich entlassen.

Ich ekelte mich vor Fleisch, ohne zu wissen, daß Micki Mikro dankbar dafür war. Aber ich wußte es ja damals nicht. Ich horchte einfach auf meinen Körper, mir blieb nichts anderes übrig. Er wollte nur Flüssigkeit. So sagte ich mir, fang doch mal mit dieser Plürre an. Ich ließ mir also den Tee in der Apotheke mischen. Sie müssen wissen, das passierte alles 1983. Da war man noch nicht so weit wie jetzt, und die Apothekerin wollte mich tatsächlich ernsthaft davon abhalten. Das Buch von Frau Treben war schon bekannt, also wußte man, wofür ich es nahm! Ich mußte um viele Tees kleine Kämpfe ausfechten, aber ich bin stur geblieben.

So fing ich also brav an, 1½ Liter Blümchenplürre, wie ich den Tumormischtee getauft habe, über Tag in kleinen Schlucken zu trinken. Morgens begann ich mit einer Tasse Zinnkrauttee und beschloß meinen Tag auch wieder mit einer Tasse Zinnkrauttee.

Ich fühlte mich gleich am ersten Tag sehr wohl! Das war schon eine erfreuliche Feststellung.

Salate, Tees. Ich wurde wieder hellwach.

Mein Grauschleier im Gehirn verflüchtigte sich immer mehr! Ich wurde richtig lebendig und fühlte mich nicht mehr als Todkranke.

Ja, und so schneiten mir damals die richtigen Bücher ins Haus. Das ist auch so etwas Merkwürdiges im Leben. Wenn man sich öffnet, wenn man aufwacht, zieht man nur noch solche Personen an, die man dann braucht. Menschen schenkten mir jetzt Bücher, die wertvoll für mich waren.

So begriff ich langsam, wie wichtig alles für mich war.

Daran glauben, war eine andere Sache. Wenn ich ganz ehrlich sein will, habe ich das erst fast am Schluß meiner eigenen Behandlung getan.

»Das Gewebe wird durch die Aromatherapie sozusagen ›gereinigt‹, von Schlacken und Giftstoffen befreit und ist natürlich so eher in der Lage, auf Behandlungen anzusprechen«, las ich dieser Tage.[3] Also wieder ein Beweis für die Richtigkeit der Naturmedizin.

Kräuter, Blumen! Das ist Aromatherapie! Zum Beispiel durfte ich in dem gleichen Buch lesen, daß Algenbäder gut bei gestörter Drüsenfunktion sein sollen. Die Weltgesundheitsorganisation veröffentlichte einen langen Bericht darüber. Laboranalysen beweisen, daß zahlreiche Pflanzen von Eingeborenen auf der ganzen Welt zu Recht bei der Behandlung von Krankheiten eingesetzt werden, obwohl sie keine pharmazeutischen Handbücher kennen. Es gibt großartige Erfolge bei der modernen Medizin. Doch wie viele schwer Erkrankte, wie viele Todesfälle müssen wir den wenigen Erfolgen entgegensetzen?

Dann las ich in einem anderen Buch: »Wir müssen lernen, uns selbst zu heilen; das ist unser gutes Recht. Es ist unnötig, daß wir dazu von anderen abhängig sind, wie qualifiziert sie auch immer sein mögen. Wenn die Körpersäfte eines Menschen nicht ungehindert fließen können, wie frei kann er dann sein?«

Gut, nicht wahr?

Mit anderen Worten: Bloß weil ich die Plürre trank, wurde ich unabhängig. Das ist schon stark und erfüllt einen mit Freude. Wie gesagt, das las ich aber erst dieser Tage in einem Buch. So kommt also ein Steinchen zum anderen.

Ja, ganz so nebenbei habe ich dann auch noch was über den Beifuß gelesen. Ein altes Küchenkraut, das jede Hausfrau kennt. Das soll bei Krebs helfen? Donnerwetter, das

38

wird ja immer spannender, sagte ich mir. Beifuß seit gut fürs Blut. Na ja, mein Blut war ja auch im Eimer, wie man mir sagte. Außerdem ist es auch noch eine organische Eisenquelle. Dann durfte ich in einem anderen Buch lesen, daß künstliches Eisen nicht lange im Körper verbleibt. Radieschenblätter sind sehr eisenhaltig! Himmel, war das spannend!

Und das durfte ich bei den Kelten über Pflanzen erfahren: »Eine Heilpflanze, deren geheimnisvolle Kraft des Heilens wirksam, aber nicht faßbar war, schrieb man einem Elf zu, einem Geist also, der in der Pflanze haust und das Heilen bewirkt. Eine große Pharma-Firma hat das Wissen der Kelten dahingehend überprüft.

Volle Wirksamkeit entwickeln Heilkräuter in der Johannisnacht, am besten wenn sie um den Augustvollmond um $\frac{1}{2}$ 2 Uhr früh gesammelt werden. Frei wachsende Pflanzen haben eine viel höhere Qualität an Heilwirkung als die von Menschen gesäten oder gepflanzten. Die Pflanze will sich ihren Standort selbst auswählen, um das zu sein und zu wirken, was sie nach dem Schöpfungsplan sein und tun soll. Sie wählt sich ihren Standort deshalb sehr genau, und nur so erreicht und bewahrt sie ihre wirkliche Heilkraft. Ein schlagendes Beispiel sind die vielfachen jahrelangen und geduldigen Versuche, die in China an der Ginsengwurzel vorgenommen wurden. Die Pflanze widersetzt sich hartnäckig dem Versuch, künstlich gezogen zu werden, und verliert bei dieser Prozedur jede Heilkraft.«

Als ich das las, hatte ich eine ganz andere Einstellung zu den Findhornbüchern bekommen.[4] Noch nichts davon gehört? Findhorn liegt im Norden Schottlands. Dort wurde ein wundervoller Garten mit Hilfe von Devas (Naturgeistern), Engeln, Elfen und Gott Pan errichtet. Ja, Sie lesen richtig! Warum darüber lachen? Hat die Wissenschaft es nicht bewiesen, daß was dran ist? Aber das darf nicht bekanntwerden! Denn dann würden ja alle Menschen aufwachen und nachdenken.

Sage mir noch einer mal etwas Verächtliches über Pflanzen und deren Heilwirkungen, insbesondere bei Krebs! Damals hat man mir immer wieder vorgeworfen, mein Kinderglaube hätte mir mehr geholfen als die ollen Pflanzen!

Wie kommt es aber, daß gerade die Schafgarbe so wichtig für die Leber ist? Kein Wissenschaftler, der sich darin auskennt, streitet das heute ab. Die Brennessel ist ein sehr gutes Mittel, wenn man reines und sauberes Blut haben will? Ja, und dann die Ringelblume. Wie steht es denn damit? Im ersten Buch habe ich schon geschildert, wie uralt dieses Wissen darum ist. Sie rennt hinter dem Krebs her und bekämpft ihn.

Also weiß Frau Treben sehr wohl, was gut und richtig ist! Und dann eben die Mengen Flüssigkeiten, die so wichtig sind. Alle fünf bis zehn Minuten einen Schluck trinken. Vielleicht ist auch das ein großes Geheimnis der Elfen und Devas, daß man den Kräutertee nur kurz ziehen lassen darf. Eine Minute, nicht länger! Hat die Aromatherapie deswegen so erstaunliche Erfolge, weil sie vielleicht die Gesundheit unmittelbar vom Himmel zur Erde führt? Alles gehört zu der einen Welt, doch wenn ein Ding oder ein Wissen für sich lebt, schneidet es sich von dem einen großen göttlichen Kraftfeld ab.

Die »Nebenwirkungen« der Kräutertees sind folgende: Man lebt bewußter, bekommt einen besseren Überblick und wird seltsamerweise angstfrei! Man begreift, wenn wir die Natur vernichten, vernichten wir uns selbst. Wenn man anfängt, sich mit Tees zu heilen, bekommt man so etwas wie Demut vor der Schöpfung. Es hört endlich auf, die Erde zu vergiften. Man bekommt Mut, stellt sich den anderen Menschen und macht sie darauf aufmerksam. Das waren die ersten »Nebenwirkungen«, die mir besonders auffielen. Für mich war das eine ergreifende Sache! Für die Außenstehenden wird man ein wenig »spinnert«. Macht aber nichts! Hauptsache ist doch, mir geht es gut.

Darum möchte ich wirklich allen Krebspatienten zurufen: Ziehen Sie es wirklich durch! Als »schwerer« Fall ist es wirklich notwendig, diese Mengen zu trinken, und zwar eine ziemlich lange Zeit hindurch. Ich würde sagen, vier Monate mindestens. Dann geht man wochenweise ganz langsam mit der Menge herunter, ersetzt sie aber durch Heilwasser. Ich trinke jetzt für immer täglich ¼–½ Liter Tumorplürre. Wenn ich aber das Gefühl habe, wieder etwas reparieren zu müssen, dann ziehe ich sofort die Menge hoch, also wieder 1½ Liter täglich.

Ich habe ja die Chemo machen lassen! Es sind noch immer die Nebenwirkungen vorhanden, die mich immer wieder dazu zwingen, meine Plürre zu trinken. Ich gehe sogar so weit, daß, wenn ein ganz bestimmtes Organ mehr »wakkelt«, also krank ist, ich einen bestimmten Tee vorziehe! Wenn ich also nur die Nieren reinigen will, trinke ich nur Brennessel- und Zinnkrauttee.

Bei Frau Treben stehen ja alle Tees angegeben, die bei bestimmten Krebserkrankungen gut sind. Halten Sie sich wirklich daran. Doch vergessen Sie nie, gewisse Spielregeln müssen für immer eingehalten werden.

Wie die Nebenwirkungen in Sachen Chemo oder Bestrahlung in fünf, zehn, 15 oder in 20 Jahren aussehen werden, das weiß die Schulmedizin nicht zu sagen. Oder vielleicht doch? Vielleicht verschweigt sie es lieber?

In dem Krankenhaus war man wirklich immer sehr erstaunt, welch gute Werte ich hatte! Anfangs sprach ich noch nicht von den Tees. Daß ich auch jedesmal zu einem Heilfasten »gezwungen« wurde, weil die Chemo nicht nur den Darm, sondern auch meinen Magen völlig ruinierte, war insofern gut, daß ich mich dadurch auch wieder reinigte und regenerierte. Leider findet man noch immer in Heilfastenbüchern den Spruch: »Krebskranke dürfen auf keinen Fall fasten. Auch Nervenkranke nicht.« Sie sollen es sogar. Um sich von allen Schlacken möglichst schnell zu säubern! Erst dann kann die Naturmedizin ziemlich tief eingreifen. Mit den Tees kann man den Entschlackungsvorgang noch beschleunigen.

Persönlich habe ich gemerkt, wenn ich faste, bekomme ich nach einer gewissen Zeit eine ausleitende Grippe! Mit Fieber. Durchschnittlich hält dieses ausleitende Fieber zwei Tage und zwei Nächte an. Es ist ziemlich stark, und man kann nur noch platt auf dem Rücken liegen und gar nichts tun! Nicht mal mehr zur Decke starren. In dieser Phase trinke ich dann immer sehr viel. Anschließend fühle ich mich dann immer sehr wohl. Es ist eine einmalige Sache.

Da kam mir neulich der Gedanke, daß man Krebskranke schon deswegen sofort einer Heilfastenkur unterziehen sollte, damit sie Fieber bekommen. Jeder Fieberstoß vernichtet nämlich eine Menge Krebszellen! Auf Hitze ist der Krebs nicht gut zu sprechen! Ich zerstöre also damit viele Zellen und zugleich befördere ich sehr viel Unrat aus meinem Körper.

Leider höre ich aber ständig, daß bei einem fiebernden Krebspatienten in der Schulmedizin das Fieber sofort unterbunden wird, koste es was es wolle! Und die Patienten berichten mir dann auch noch stolz: »Das haben sie ziemlich schnell in den Griff bekommen, Frau Friebel. Das habe ich also auch schon wieder gut geschafft. Jetzt habe ich kein Fieber mehr.«

Wenn ich dann sage, daß dadurch verhindert wurde, daß sich der eigene Körper gegen den Krebs wehren kann, werden sie sehr wütend, und das finde ich gut. Wer wütend ist, ist kein lammfrommes Opfer mehr.

Man kann ohne weiteres, auch als Krebspatient, zwei Tage und zwei Nächte Fieber haben! Sollte es dann noch nicht fallen, kann man mit kalten Wadenwickeln das Fieber wieder in den Griff bekommen. Zuerst also immer die sanften Mittel benutzen. Viel Trinken, wie gesagt, regt den Ausscheidungsprozeß an. Nichts essen! Das ist sehr wichtig! Der Körper arbeitet dann wie verrückt.

In Abständen mache ich persönlich immer wieder ein kurzes Heilfasten. Wenn ich vorher des öfteren ernährungsmäßig »sündigen« mußte, bleibt es nicht aus, daß sich wieder viel Dreck angesammelt hat. Also habe ich dann jedesmal ein ausleitendes Fieber. Wenn ich aber weiß, wie gut und wichtig es ist, dann freue ich mich jedesmal, daß es noch immer funktioniert. Kommt beim Heilfasten kein Fieber, dann weiß ich, daß ich nicht viel Dreck in mir habe.

Zum Beispiel habe ich gelesen, daß bei geschwollenen Drüsen Auflagen vom Sud junger Eichenrinde (eine Handvoll eine halbe Stunde gekocht) sehr gut helfen soll.

Doch eines möchte ich an dieser Stelle noch einmal betonen: Fangen Sie nicht an zu experimentieren! Oft höre ich: ». . . dann habe ich einfach eine Menge Kräuter zusammengeschüttet, und die braue ich mir jetzt zusammen.« Das ist nicht gut! Ganz besonders schlecht ist es, wenn man zuviel Kräuter nimmt oder sie zu lange ziehen läßt. Wenn Sie keine Ahnung haben, halten Sie sich wirklich an die »Spielregeln«. Sie sind oft uralt und viele geheimnisvolle Tatsachen sind darin eingeflossen. Ich selbst probiere hin und wieder neue Sachen an mir aus, aber ich halte mich immer an die Anweisungen. Das ist praktisch lebenswichtig, bedenken Sie das!

Leider glauben viele Menschen, es noch immer besser zu wissen. Dann schädigt man sich tatsächlich selbst und die Schulmedizin kann schadenfroh behaupten: »Sehen

Sie, wir haben es ja gesagt, daß es schadet. Sie wollten es ja mal wieder besser wissen.« Ich betone es nochmals, wenn man sich wirklich an die Anweisungen hält, es genau macht, schadet es nicht! Wenn man den Tee zu lange ziehen läßt oder zuviel Kräuter nimmt, ist das nicht gut. Wenn man zu wenig Tee trinkt, oder nur ein paar Tage, dann muß man sich nicht wundern, wenn er nicht hilft.

Auch muß gesagt werden, daß es einem zu Beginn schlechter gehen kann. Das hat die Naturmedizin so an sich! Sie deckt die Schäden auf, um sie dann gründlich zu reparieren. Die Schulmedizin deckt die Schmerzen oder Symptome einfach zu und der Patient glaubt, er sei gesund. Das rächt sich später sehr!

Darum betone ich immer wieder, »es kann, es muß nicht sein, daß Sie plötzlich mehr Schmerzen bekommen«.

Je schneller und schmerzhafter mein Körper reagiert, um so mehr ist das für mich ein Beweis, daß ich mal wieder das richtige Kraut für meine Krankheit genommen habe! Die Schmerzen sind manchmal mörderisch. Aber nur für kurze Zeit! Ich mache dann immer weiter! Es ist nicht gut, wenn man die Kur abbricht. Der Körper wird brutal an seiner Arbeit gehindert! Er will uns ja nur wieder von den Giftstoffen befreien. Gerade wenn er auf Hochtouren arbeitet, brechen die meisten sofort wieder ab. Aus Feigheit?

Weil man die Heilschmerzen nicht ertragen kann?

Jetzt kann ich Ihnen nur noch gut Schluck wünschen!

Ist falsche Ernährung wirklich eine böse Sache?

Oft höre ich den Ausspruch »Dann kann ich ja gleich einen Strick nehmen!« oder »Wenn ich schon nicht mehr alles essen darf, dann macht das Leben auch keinen Spaß mehr!« oder »Ich denke gar nicht daran, meine Eßgewohnheiten umzustellen. Ich bin doch nicht verrückt!«

In der Regel sind das willensschwache Menschen, die so etwas sagen. Es sind auch dumme Menschen! Sie betreiben eine Art Vogel-Strauß-Politik! Nun, denen kann man nicht helfen.

Schon lange habe ich gelernt, solch unverbesserlichen Zeitgenossen nichts mehr erklären zu müssen. Nehme ich Einladungen an, beginnt man mich oft schon nach kurzer Zeit anzugreifen. Dabei habe ich vorher in der Regel nur höflich zum Gastgeber gesagt: »Nein danke, ich möchte keinen Alkohol oder Zucker oder Schweinefleisch«. Oft bin ich aber auch so geschickt, daß man es nicht mal bemerkt, daß ich bestimmte Dinge nicht esse oder trinke! Wenn ich also nicht ständig zu den gefüllten Schüsseln greife, die anderen Menschen aber doch, dann haben sie auf einmal das Bedürfnis, sich zu verteidigen. Angriff ist in ihren Augen ja noch immer die beste Verteidigung. Glauben sie zumindest. Früher habe ich mir sehr viel Mühe gemacht und versucht, ihnen zu erklären, warum es für mich nicht gut ist. Aber ich habe auch lernen müssen, daß diese Leute oft gar nicht wirklich zuhörten. Nur Menschen, die wirklich gesund werden wollen, hören sehr aufmerksam zu und stellen Fragen.

Inzwischen sind für mich die Menschen fast durchsichtig geworden. Ich brauche nicht sehr lange, um herauszufinden, woran sie leiden. Aber auch dann schweige ich.

Vergiften wir uns wirklich durch unsere Ernährung?

Als ich das erste Mal aus dem Krankenhaus heimkam, ekelte ich mich vor Fleisch, Kuchen und Weißbrot. Ich bekam es einfach nicht hinunter. Die Chemo hatte in dieser Beziehung ganze Arbeit geleistet. Neulich lernte ich eine Person kennen, die nach der Chemo schon sechs Wochen lang nichts mehr bei sich behalten konnte. Nur ein wenig Flüssigkeit.

Mein Körper reagierte stets wild, wenn ich ihm diese Dinge anbot. Das war sozusagen mein Glück! Micki Mikro war richtig glücklich, was ich damals noch nicht wußte.

Das Thema Ernährung ist ein sehr heikles Kapitel. Wenn ich aufklären will, muß ich mich informieren. Ich muß einfach mehr darüber erfahren. Nicht wieviel Kohlehydrate und Vitamine hat ein bestimmes Produkt ist die Frage, nein, ich muß einfach herausfinden, warum die Ernährung so »bösartig« geworden ist.

Also fing ich an, positive wie negative Informationen zu sammeln. Ich habe erst nur einen Bruchteil meiner neuerworbenen Bücher durchgearbeitet! Dabei kam aber sehr viel Erschreckendes heraus! Es ist keine vollständige Information, die ich hier wiedergeben kann. Das will ich auch gar nicht! Als Krebspatient ist es wichtig zu wissen, warum man bestimmte Dinge nicht mehr essen darf.

Die Nahrung selbst kommt von Gott. Sie ist nicht giftig und war es nie! Doch was die Menschen daraus gemacht haben, ist lebensgefährlich geworden. Das muß man endlich begreifen lernen!

Also fange ich mal an: Ernährungsabhängige Krankheiten kosten jährlich 42 Milliarden Mark. 1928 gab es

867 Lebensmittelprodukte in den USA, heute 12 000. Bei uns sind es 5000 Artikel. In vorgekochten, präparierten Schlemmerangeboten läßt sich so gut wie alles verstecken, was wir »pur« auf keinen Fall essen würden. Rindertalg, verstrahlte Molke etc. Wir essen und trinken täglich fünf Pfund Nahrung, darum ist die Gefahr, »versteckte« Gifte aufzunehmen, ganz besonders groß.

Das von Tschernobyl ausgestoßene radioaktive Cäsium und Strontium nehmen wir heute noch in verschiedenster Form zu uns. (Beide haben eine Halbwertzeit von 28 Jahren.)

Über die Milch gelangt Cäsium in Schokolade, Süßigkeiten, Gummibärchen, Knödelpulver, Margarine, Kekse, usw. Strontium lagert sich u. a. in Tierknochen ab. Deshalb sind Suppen aus Knochen, Sülzen und Gelatine eine Falle für unseren Körper. Die Atomindustrie zwingt uns dazu, mit krebsfördernden Stoffen zu leben.

Lernen Sie doch endlich wieder, alles selbst zu machen, dann wissen Sie auch, was drin ist in Ihrem Essen! Ich habe schon betont, wie wichtig die Vitamine sind. E, C, A sind ein Schutzfaktor für Zellen. Deswegen gibt es so viele Krebskranke, weil man »Produkte« ißt und keine Lebensmittel, wie die Natur sie uns gibt. Wenn Sie einen Pilz haben, können Sie nicht gesund werden, solange Sie Zucker, besonders Traubenzucker, zu sich nehmen. Pilze brauchen Zucker, um kräftig zu wachsen.

Durch die richtige Ernährung kann man täglich seine Gesundheit unterstützen oder zerstören, je nachdem, was man zu sich nimmt. »Es gibt Krankheiten, die sich nur durch die Ernährung heilen lassen.« Das schrieb schon Hippokrates. Jedes *richtige* Menü ersetzt einen Apothekenbesuch. Plötzlich erinnert man sich daran, daß Schweine, die mit Kartoffeln ernährt wurden, besser schmecken als solche, die mit Hormonen und Antibiotika künstlich schlachtreif gespritzt werden. Die Produzenten essen ihre eigenen Produkte oft nicht.

Wenn Wissenschaftler allen Ernstes behaupten, daß man durch gesunde Nahrung nicht heilen könne, dann ist das höchst unwissenschaftlich und durch die Tatsache widerlegt, daß falsche Ernährung krank machen kann.

Haben Sie sich schon einmal überlegt, daß zum Beispiel eine »hygienische Verpackung« einiger Scheiben Wurst in Weichplastik-Folie, die Konservierung von Nahrungsmitteln mit Chemie und die Zubereitung mit Mikrowellen nicht nur die Gesundheit belastet, sondern auch eine große Verschwendung von Energie bedeutet? Niemand kann die Garantie übernehmen, daß durch das Verschweißen der Packung keine Plastik-Moleküle in die Nahrung gelangen. Exotische Früchte, wie Kiwi und Ananas, werden mit Pestiziden behandelt.[5]

Professor Robert McCarrison, Oxford, fand bei Ernährungsversuchen mit Ratten folgendes heraus. Er hatte die Ratten in drei Gruppen eingeteilt. Die erste Gruppe erhielt Essen wie die englische Oberschicht. Und alle diese Ratten bekamen die Krankheiten der Oberschicht. Der nächsten Gruppe wurde das Essen der armen Fabrikarbeiter serviert. Tee mit Zucker, billiges Fleisch und weißes Brot. Diese Ratten bekamen alle nur erdenklichen Krankheiten, auch Ekzeme und nervöse Störungen, und es gab Raufereien und Lärm in den Käfigen. Sie kämpften gegeneinander und fügten einander Schaden zu. Die Rattenweibchen warfen totgeborene Junge. Hier hatte man wirklich einen schlagenden Beweis dafür, wie es geht, wenn man ungesund lebt und sich falsch ernährt. Die dritte Gruppe Ratten des Professors erhielt jene Kost, mit der man alle Stoffe aufnimmt, die man haben muß, um Zellen aufzubauen. Sie bekamen biodynamisches Gemüse, Wasser ohne Chlor, Licht, Luft und Bewegung. Das Ergebnis war glänzend.

Die Ratten gebaren lebenstüchtige Junge. Sie lebten in Frieden und Harmonie. Übrigens wurden diese Studien 1949 durchgeführt.

»Wenn die Familie beginnt, nach den Gesetzen der Natur zu leben, bekommen die Kinder eine harmonische Kindheit.«[6]

Wußten Sie, daß Knoblauch Fäulnisbakterien tötet, wodurch dann auch die Zellgifte verschwinden? Nur durch richtige Ernährung kann man sich in Ordung halten oder wieder gesund machen.

Es ist schon traurig, wenn man schreiben muß, daß Sprossen und Keimlinge die einzigen Lebensmittel sind, die noch kein Gift beinhalten. Da Sprossen (egal welche, also Mungo, Getreide etc.) das Immunsystem stabilisieren, esse ich sehr viele davon. Besonders im Winter. Seit 5000 Jahren weiß man, daß die Sprossen gut für die Entgiftung des Körpers sind. Sie halten außerdem den Alterungsprozeß auf.

Traurig, nebenbei zu erfahren, daß in Holland, Israel, Südafrika, Italien, Spanien und den USA die Nahrungsmittel bestrahlt werden.

Die Folgen der Wechselwirkungen durch die Chemikalien, die wir täglich zu uns nehmen, wenn wir »Lebensmittelprodukte« essen, sind noch nicht abzusehen. Das ist es doch! Das naturbelassene Nahrungsmittel selbst ist nicht gefährlich. Das Weizenkorn zum Beispiel enthält alle Elemente, aus denen der menschliche Körper aufgebaut ist, einschließlich reinigender, vitalisierender und regenerierender Substanzen! Jedoch nur der Weizen, der nicht bestrahlt, vergiftet und manipuliert wurde.

Das gilt auch für die gesunde Gerste. Sie regt zu besonderer Wachheit und Aktivität im Denken an. Hirse verbessert die Sehkraft und beugt Gallensteinen und Arterienerkrankungen vor. Vielleicht wird deswegen so vieles »behandelt«, damit wir nicht mehr denken, daß wir kritiklos die dumme Werbung hinnehmen. Geschieht etwa alles mit Absicht?

Wenn also Nahrung nicht vorwiegend Kalorienträger ist, sondern an erster Stelle Energie, Information, Sender, so ist der Rückschluß gegeben, daß die Pflanzen bzw. die lebensfrischen Sprossen ein Medium sind und unserem Organismus Energien »höherer Ordnung« zuführen. Nachgewiesen wurde das durch die Kirlian-Fotografien. (Mit diesen Aufnahmen kann man die Aura auch von Pflanzen, lebenden Pflanzen wohlverstanden, sichtbar machen.) Also lassen Sie sich nicht mit dem Satz abspeisen, das ist doch alles Quatsch, die Körnerfresser spinnen mal wieder gewaltig.

Je tiefer man sich mit der ganzen Sache befaßt, um so trauriger die Tatsache, daß alles schon »wissenschaftlich« und seriös bewiesen wurde! Auch von der Gegenseite! Es kam nur nie an die Öffentlichkeit.

Wußten Sie zum Beispiel auch, daß in der Landwirtschaft mehr als die Hälfte der gesamten Antibiotikaproduktion der Arzneimittelindustrie verfüttert wird? Das können Sie nachlesen in einer Veröffentlichung vom Verbraucherschutz in Hessen. Es wird mit wachstumsfördernden Hormonen, Antibiotika und Beruhigungsmitteln gefüttert. Kein Wunder, daß der Krebs überall zunimmt! Hormone erzeugen nämlich Krebs! Wir nehmen das alles mit dem behandelten Fleisch zu uns. Es paßt alles so gut zusammen.

Zwölf Tage richtiges Essen reichen aus, um die Symptome zu beseitigen.

120 Tage braucht das Blut, um sich vollständig zu erneuern.

Gutes Blut zieht Sauerstoff an – Sauerstoff vernichtet Krebszellen!

Reis ist eine sehr gute Gehirn- und Nervennahrung.

Weizen ist gut für das Denken. Er soll außerdem den Charakter des Menschen dauerhafter und beständiger machen.

Wenn wir viel grünes Gemüse essen, funktioniert unser Gehirn ebenfalls besser, unser Denken ist dann klarer. Das sagte ich ja schon, wenn man die Teeplürre zu sich nimmt. Man bestätigt mir immer wieder, »jetzt ist der Grauschleier verschwunden, ich kann richtig klar denken«.

Über die Erkrankung kommt man zum Teetrinken, dann zur gesunden Ernährung, dann zur besseren Umwelt. Später führt der Weg über die eigene Seele zum großen Schöpfer.

Zucker verbraucht die Mineralien im Körper sehr schnell. Die Folge ist schwerer Kalziumverlust. Das bedeutet Zahnverfall. Sicher haben Sie davon schon gehört. Aber wissen Sie auch, daß Zink- und Kalziummangel im Körper verhindert, daß die Giftausscheidung rechtzeitig erfolgt. Nein? Ich bis vor kurzen auch nicht.

Miso ist ein asiatisches Produkt, das als Gewürz verwendet werden kann. Es besitzt die Fähigkeit, radioaktive Substanzen im Körper zu binden. Darüber sind bereits viele Studien gemacht worden. (In Bioläden erhältlich.)

»Wenn die Poren der kleinsten Blutgefäße der Organzellen durch Ablagerungen verstopft sind, ist der Ernährungkreislauf behindert. Ablagerungen bestehen vorwiegend aus Eiweiß«, sagt Professor L. Wendt, Frankfurt[7]. Schon die Kelten fasteten regelmäßig. Woher wußten sie, wie wichtig dieses Fasten für die Entschlackung ist?

Der schwere Mangel an Vitamin B3 in der industriell erzeugten Nahrung unserer Wohlstandsgesellschaft macht psychische Störungen und das dadurch bedingte Fehlverhalten schon fast zur Regel.

»Der Mensch, der sich selbst ›Homo sapiens‹ nennt, die

wissende Gattung, im Gegensatz zu allen anderen ›nicht-wissenden‹ Gattungen, glaubt, daß er eigenwillig die Gesetze der Natur und das, was sie in Millionen von Jahren aufgebaut hat, außer acht lassen kann, indem er seinen inneren Organen Nahrung und Getränke aufzwingt, für die sie nicht gebaut sind.«[7] In der Lebens- und Ernährungsweise liegt zu neun Zehntel der Schlüssel der sozialen und politischen Aufgabe, die unser Volk und unsere Zeit quälen. »Die heutige Lebensweise ist oft das Ergebnis einer großen Unwissenheit«, sagte der große Arzt Haig 1882.[1] Es steht fest, daß sich in der Volksernährung während der letzten Jahrhunderte beinahe unbeachtet eine ungeheure Umwälzung mit schweren Folgen vollzogen hat. Das Befremdende an der Sache ist, daß gerade derjenige, der die Gesundheit des Volkes hätte überwachen sollen, diese Veränderungen nicht nur nicht beachtet oder erforscht hat, sondern solchen Versuchungen mit Verachtung und Groll begegnet ist.

Im Jahre 329 n. Chr. schreibt Basilius, ein römischer Erzbischof, folgendes: »Der Leib, der mit Fleischspeisen beschwert ist, wird von Krankheiten heimgesucht. Die Dünste der Fleischspeisen verdunkeln das Licht des Geistes. Die Seele wird gleichsam unter der Last der Speise erstickt, verliert die Herrschaft und die Fähigkeit zum Denken.«

Weite Kreise des Volkes glauben bis heute, daß Fleisch dem Menschen Kraft gebe. Fleisch enthält keine Kohlehydrate, also keine »Kraftstoffe«, 3 % Fett, 75 % Wasser. Das Pferd erhält Hafer, um Kraftleistungen zu vollbringen. Über 500 Mill. Menschen in China essen täglich nicht mehr als 5 % Eiweiß tierischer Herkunft, dagegen 95 % pflanzliche Nahrungsmittel. Seit über 4000 Jahren ist das so geblieben. Und was haben die alles geleistet! Der gebildete Mensch hat die Kost des Hundes angenommen, obwohl er den Dickdarm eines Schimpansen hat.

Er meint anscheinend, seine Überlegenheit über die Tiere damit beweisen zu müssen, daß er alles, was ihm schmeckt, essen und trinken dürfe.

Die Zeit bewegt sich langsam. Wer es vorzieht, zu warten, bis sich die Ärzte für die große Ernährungsreformfrage einsetzen, wird bald zwei Meter unter der Erde liegen, feierlich bestätigt auf dem amtlichen Totenschein der Ärzte.

Ich betone es nochmals, dies ist zusammengetragenes Wissen von großen Ärzten, die immer wieder aufstehen und mahnen!

Sir A. Keith schrieb damals: »Durch den Genuß von Feinzucker werden die Mühlsteine und die Speicheldrüsen unseres Mundes größtenteils außer Betrieb gesetzt. Vor allem aber wird die Gesundheit der Zähne schwer untergraben. Die schädigende Wirkung des geläuterten Zuckers auf das Gebiß beruht auf seiner Beziehung mit dem Kalzium, dem Hauptstoff der Zähne. Gesüßtes Wasser kann leicht 35mal mehr Kalzium aufnehmen als gewöhnliches Wasser. Wir wissen, daß bei Kalziummangel der Körper seine eigenen Knochen aufzehrt. Abgesehen vom Honig, der als einzige zuckerhaltige Nahrung unmittelbar vom Magen ins Blut aufgenommen wird, kommt reiner Zucker in der Natur nirgends vor. Was geht in der Leber vor, die nur eine begrenzte Menge Stärkezucker aufspeichern kann? Was ereignet sich im Blut, das sich bloß mit 0,1 % Zucker sättigen kann? All diesen lebenswichtigen Fragen haben die Ärzte, die Chemiker bisher keine Beachtung geschenkt. Man frage also die Ärzte, wohin damit! Sie schauen verblüfft drein. Daran hat noch keiner gedacht. Und die Chemiker? Sie wissen in der Regel nichts über die Lebensvorgänge im Menschen!

Und was sagen die Menschen dazu? Was nützt uns die

ganze Heilwissenschaft, wenn wir nicht einmal essen und trinken können, was uns beliebt? Wozu dienen all die Annehmlichkeiten des Lebens, wenn man sich ihrer nicht erfreuen darf? Die Leber, die Bauchspeicheldrüse, der Darm und all die anderen Organe haben sich unserer Lebensweise anzupassen, basta.«[1]

Sie haben bereits gelesen, wie man sich mit Vollmehl gesund essen kann. Gott läßt das volle Korn wachsen und gedeihen. So soll es auch genossen werden. Das »Lebensmittelprodukt« ist schädlich. Nicht das volle unvergiftete Korn!

Jetzt werden Sie sagen, aber Gott hat auch den Zucker geschaffen. Also stimmt was nicht. Der Zucker ist da, ist also nicht schädlich.

Was Sie, lieber Leser, schon lange nicht mehr wissen, ist, daß brauner Naturzucker aus 20 verschiedenen Nährstoffen besteht. Vor 100 Jahren war der weiße Zucker völlig unbekannt. Zuckersieder und Chemiker kamen aus Gewinnsucht bald auf den törichten Einfall, aus dem braunen Zucker eine weiße Masse herauszuziehen. Anfangs wollte keiner diesen Zucker. Also mußte man mal wieder zu einer List greifen. McCann schreibt folgendes: »Obwohl dieses Verbrechen eine große Gefahr für die Bevölkerung bedeutete, gibt es keine Gesetze, diesen Unfug zu verbieten. Sie mußten nur ein abschreckendes Mittel finden, dann würden sie riesige Gewinne machen. 1898 erlebte Amerika den bisher größten Werbefeldzug. Man ›erzog‹ ein Volk. In Schlagzeilen wurde der braune Zucker bekämpft. Ein Bild war stets dabei, von dem man behauptete, daß es ein vergrößertes Lichtbild eines scheußlichen Lebewesens sei, eines Mitteldings zwischen einer Laus und einer Eidechse, welches im Rohrzucker enthalten sei. Gegen fettes Entgelt, ›kaufte‹ man sich einen geschäftstüchtigen Chemiker in Dublin, der angeblich dieses Laus-Eidechsen-Ungeheuer im braunen Zucker gefunden habe. Eine der Anzeigen lautete: ›Prof. Cameron, staatl. angestellter Chemiker der Stadt Dublin, der Probemengen von rohem Zucker untersucht hat, stellte fest, daß dieser eine große Anzahl scheußlicher Insekten enthalte, die eine ekelhafte Krankheit erzeugen. Man sollte daher niemals braunen Zucker verwenden. Aber glücklicherweise ist zu bemerken, daß diese schrecklichen Geschöpfe im geläuterten Zucker nicht vorhanden sind. Man gebrauche daher nur Feinzukker‹.«[1]

So einfach war das damals! Niemand kam auf den Gedanken, daß viele 100 Jahre lang brauner Zucker verzehrt worden war, ohne daß was passierte. Die Menschheit war nicht ausgestorben!

Ja, ja, lächeln Sie jetzt bloß nicht! Wir lassen doch auch täglich denken! Anscheinend tut Denken wirklich weh! Sonst kann ich es mir einfach nicht vorstellen, daß man noch immer alles »schluckt«.

Bei Are Waerland habe ich folgende Geschichte gefunden. »Im Jahre 1898 hinterließ ein Bonner Professor sein Vermögen von 600 000 Reichsmark der Stadt Berlin zum Bau eines Waisenhauses. Seiner Auflage entsprechend dürfe die Leitung von keinem Arzt übernommen werden. Außerdem sollten die Kinder dort kein Fleisch bekommen. Der daraufhin von der Stadt Berlin beauftragte Professor Virchow wetterte in seinem erstellten Gutachten vehement gegen das Projekt. Berlin lehnte ab. Den Wünschen des Bonner Arztes entsprechend wurde das Geld der Stadt Breslau angeboten. Dort fand sich ein Volksschullehrer, der diese Auflagen erfüllte. Es konnte ein Waisenhaus entstehen. Ärzte von ganz Deutschland schenkten den dort untergebrachten Waisen größte Aufmerksamkeit. Sie wurden nicht müde zu schildern, wie schrecklich diese Kinder doch unter diesem ›Experiment‹

55

leiden müßten. Gierig belauerten Sie das Waisenhaus. Die Stadt Breslau überließ es der Zeit, als Schiedsrichter zu fungieren.

Zum Leidwesen der Kritiker des Waisenhauses hieß es Jahr für Jahr in den Berichten: ›Im übrigen ist ärztlich nichts zu melden. Alle Kinder sind kerngesund und erfreuten sich bester Gesundheit.‹ Die Schulmediziner, die ein so lautes Geschrei erhoben hatten, verloren plötzlich schlagartig ihr Interesse an dieser Sache und schwiegen sich aus.«[30]

Manchmal wurde ich beim Lesen zornig, weil so viel gutes Wissen schon früher vorhanden war und totgeschwiegen wurde.

Totgeschwiegen aus Gewinnsucht.

Ich habe herausgefunden, daß Lebensmittel-Hersteller immer mehr an der Lagerdauer ihrer Produkte interessiert sind als an deren Nährstoffreichtum.

Dazwischen stieß ich immer wieder auf die Mandel! Drei süße Mandeln täglich für immer sind äußerst gesund. Es ist ein uraltes Wissen! Ich weiß jetzt nicht nur, daß Mandeln Laetril (Spurenelement), Zink und Kalzium enthalten, nein, die Mandel enthält mehr Phosphor und Eisen als jede andere Nuß.

Drei süße Mandeln sind auch gut bei Sodbrennen, Magenschmerzen und Magengeschwüren.

Man machte die Erfahrung, daß bei Kranken übelriechende Wunden sofort ihren Geruch verlieren und leichter heilen, wenn der Betreffende aufhört, Fleisch zu essen. Das wußte schon Adolf Just zu berichten, von dem wir das Wissen über die Heilerde bekommen haben. Wie wichtig für einen Krebspatienten, das zu wissen!

Nochmals möchte ich die Hirse erwähnen. Sie ist ein sehr gutes Stärkungsmittel, sie gibt Kraft! Kümmel, also ein Küchengewürz, läßt Schwellungen abklingen und wirkt schmerzstillend und vertreibt Blähungen. Alles sind wirklich gute Helfer bei Krebs. Man muß es nur wissen!

Hafer ist der beste, zuverlässigste und absolut unschädlichste, dazu noch der billigste Vitaminspender. Hafer gibt auch Kraft und frohen Mut.

Wenn Geist und Körper durch falsche Eß- und Trinkgewohnheiten und verkehrte Lebensweise viele Jahre lang mißbraucht wurden, dann ist eine schnelle Besserung schwierig. Doch Sie brauchen wirklich nicht zu verzagen! Ich habe auch vorher viele Jahre gesündigt und habe mich wieder in Ordnung bekommen. Dazu gehört aber Disziplin. Wenn man die hat und auf seinen Körper und seine Bedürfnisse eingeht, wird man putzmunter.

Ich habe damals niemanden gehabt, den ich um Rat fragen konnte. Ich habe vieles einfach getan, weil ich spürte, es bekommt mir. Viele Stimmen wollten mich davon abhalten. Sie warnten, ich würde mit meinem Leben pokern! Da man mir aber nicht mehr sehr viel Zeit gab, was hatte ich da eigentlich zu verlieren?

So lernte ich, daß man nur immer von einer Kornart ein Müsli machen soll. Das ein paar Tage essen und dann das nächste Korn nehmen. So erfährt man sehr schnell, welches Korn man nicht so gut verträgt. Wichtig ist, das Müsli am Morgen leicht anzuwärmen. Um kalte Körner zu verarbeiten, verbraucht der Körper sehr viel Energie. Eines Tages hat er keine Energie mehr. Er verbraucht mehr, als er letztendlich zu sich nimmt. So bleibt es dann nicht aus, daß man zu frieren beginnt.

Mit Nahrung kann man sich heilen. Sehr intensiv sogar! Man muß nur damit anfangen. Im Grunde genommen braucht man auf nichts Natürliches zu verzichten. Nur auf alle »Produkte«, die sind schädlich. Wenn man das begriffen hat, hilft man sich mit Ernährung, seine Krankheit zu besiegen.

Es ist deshalb ein großer Irrtum, anzunehmen, ein Medikament könne ohne Berücksichtigung dessen, was der Kranke darüber hinaus zu sich nimmt, den gewünschten Zweck erfüllen.

Am Telefon und auf Vorträgen werde ich immer wieder gefragt: »Was essen Sie denn jetzt, Frau Friebel? Sagen Sie es doch mal ganz genau, damit man weiß, woran man sich halten kann!«

Ich spreche dann vom morgendlichen Fasten. Was auch schon nachgewiesen wurde, wie gut das ist. Da ja heutzutage fast nichts mehr ohne Gift zu bekommen ist, haben wir wirklich keine sehr große Auswahl mehr. Da ich aber an Krebs erkrankt bin und mich per Ernährung gesundhalten muß, ist es sehr wichtig, daß ich mich vorsehe. Morgens nichts zu essen, ist sogar sehr gut! Wenn ich es nicht einhalte, dann esse ich eine Schnitte Brot mit Butter, Radieschen, Gurken, Tomaten oder Keimlingen. Ich versuche, wenn es geht, mein Brot selbst zu backen. Ich habe jetzt auch Reiswaffeln entdeckt. Sie sind eine sehr gute Sache für die Nieren. Zu 70–80 % esse ich täglich Salate oder Gemüse. Ich habe mir auch angewöhnt, täglich zwei bis drei rohe Möhren zu essen. Dicki, der Darm, ist glücklich darüber. Außerdem habe ich das ganze Jahr über eine schöne braune Haut. Ohne Solarium. Aber bleiben wir bei der Ernährung. Fleisch ist schlecht! Wir müssen kein Fleisch essen, auch keine Eier. In dem Buch »Essen Sie gern Tapetenkleister?« habe ich zwar Fleischrezepte angegeben, aber auch sehr viele Rezepte mit Körnern, die hervorragend schmecken. Ich persönlich habe festgestellt, man muß, wenn man nicht gerade gravierend erkrankt ist, langsam umsteigen! Sonst kann schon deswegen der Körper verrückt spielen. Was ich also sofort weggelassen habe, ist das Schweinefleisch. Mit allen Konsequenzen! Also auch keine Wurst mehr! Ich möchte Ihnen wirklich nicht den

Appetit verderben und hier alles über das Schweinefleisch bringen. Doch die Chemie ist darin absolute Spitze. Ich möchte Ihnen aber ganz dringend das kleine Heft Schweinefleisch und Gesundheit von Dr. med. H. H. Reckeweg, Aurelia-Verlag, Baden-Baden, ans Herz legen. Lesen Sie es, und Sie verlieren den Appetit auf Schwein für immer! Das Schwein ist uns so ähnlich, daß man sogar Hautverpflanzungen machen kann. Mit einem Wort, wir sind fast Kannibalen!

Puten werden kurz vor dem Schlachten mit Valium vollgestopft, damit sie apathisch sterben. Also muß ich da sehr vorsichtig sein. Wenn es unbedingt sein muß, dann esse ich Lammfleisch.

Es soll übrigens intelligent machen. Doch wenn es irgend geht, verzichte ich auf Fleisch! Selbst Eintöpfe kann ich fleischlos kochen. Man fängt langsam an, sich vor dem Fleisch zu ekeln, wenn man es eine ganze Zeitlang nicht mehr gegessen hat. Ich bekomme jetzt sogar geschwollene Gelenke davon. Ich fühle mich sehr wohl, wenn ich es nicht mehr esse.

Mein Körper flippt vor Freude aus, wenn ich ihm viel Gemüse, Salate und wenig Obst zuführe. Warum Zitrusfrüchte im Winter schädlich sind, habe ich ausführlich in »Essen Sie gern Tapetenkleister?« geschrieben. Ich möchte hier die Kapitel nicht wiederholen. Herzka, der große Hl.-Hildegard-Experte, schreibt: »Sollte ich Krebs bekommen, nehme ich einen Sack Dinkel und Tee und ziehe auf eine Alm. Mal sehen, wer stärker ist!«[8] Dinkel ist eine sehr gute Sache bei Krebs. Aber auch Hirse, Vollreis sowie Buchweizen sind »Krebsrausreißer«, wie ich das nenne. Man kann auch heilfasten, indem man nur eine Kornart ißt, also nur, sagen wir mal, Hirse ißt und Tee trinkt: Von beiden Sachen kann man so viel essen und trinken, wie man nur will. Man nimmt ab und reinigt seinen

Körper. Auch da kommt ausleitendes Fieber vor. Auch mit Vollreis und Spitzwegerichtee erzielt man solche Erfolge. Ich persönlich nehme im Winter Vollreis zum Entgiften. Hirse macht den Körper kühl und man könnte im Winter zu frieren anfangen. Im Sommer dagegen ist Hirse eine sehr gute Sache. Wenn ich also bei der Ernährung mal sündigen mußte, mache ich diese Entschlackungskur. Sie hilft und macht wieder munter.

Vielleicht sind Sie jetzt verblüfft, weil Sie keine Rezepte und Anleitungen bekommen. Man soll nichts verkniffen sehen! Jeder muß wissen, daß er sich ganz alleine für das Richtige entscheiden muß. Weißzucker, Auszugsmehl sowie Schweinefleisch füttern den Krebs! Das ist wichtig zu wissen.

Als Krebspatient ist es von höchster Wichtigkeit, sich basisch zu ernähren. Dies kann man ständig selbst überwachen und sofort herausfinden, was basisch und was säurehaltig ist. Und zwar kann man sich aus der Apotheke Indikationsstreifen besorgen. Von 5,2–7,4. Ab sieben, oder je dunkler die Farbe des Streifens wird, wenn man ihn kurz in seinen Urin gehalten hat, weiß man, daß man sich basisch ernährt hat. Ich teste mich immer wieder. Das heißt, ich überprüfe ein paar Tage lang täglich dreimal, morgens, mittags und abends, meinen Urin. So habe ich sofort das »Gutachten« in den Händen. Wenn Sie das tun, sehen Sie sehr schnell, welche Mahlzeiten Sie wieder gesund und welche krank machen.

Wenn Sie also gern Kaffee trinken, dann müssen Sie ungefähr vier Tassen Kräutertee oder Mineralwasser hinterher trinken. Also immer das Verhältnis 4:1 einhalten. Dann hebt man alles wieder auf.

Kartoffeln sind für die Nieren nicht gut, darum sollte man als Krebspatient nur einmal in der Woche Pellkartoffeln essen! Ansonsten kann man also fast alles essen, wenn, ja wenn es nicht künstlich verändert worden ist. Darum habe ich wieder gelernt, welch ein Erlebnis es ist und welchen Spaß es macht, wenn man wieder alles frisch kocht.

Wie gefährlich Mikrokost und Tiefkühlkost ist, habe ich in »Essen Sie gern Tapetenkleister?« genauestens beschrieben. Diese zwei Dinge müssen weggelassen werden. Bei Mikrowelle habe ich jetzt noch erfahren, daß trotz hohem technischem Aufwand immer eine Leckstrahlung stattfindet! Wie gefährlich sich das auf Dauer auswirkt, weiß die Wissenschaft mal wieder nicht! Oder sie verschweigt es »höflich«. Es läßt sich doch so gut mit der Denkfaulheit der Menschen verdienen.

Denken Sie immer daran, alles, was man verbissen macht, schadet dem Körper. Mit Humor eine Sache angehen! Dann wird es auch gut. Niemals andere mit Gewalt »überzeugen«! Ich bin krank geworden, ich muß es tun, nicht meine Familie, wenn sie es nicht will. So habe ich damals gedacht und denke noch immer so. Ich gehe diesen Weg. Mir wurden damals sozusagen die Ohren an die Wand genagelt. Es gilt den Wettlauf zu gewinnen. Also bin ich losgezogen und habe erst einmal die Ernährung umgestellt.

Wenn das Auto nicht fährt, weil das Benzin schmutzig ist, dann läßt man es ab, reinigt den Tank und die Leitungen und füllt sauberes Benzin nach, und schon fährt das Auto wieder. So ist es mit gesunder Ernährung! Ich bin das Auto, der Magen der Tank und die Därme die Leitungen! Ich muß sie also durch Heilfasten säubern. Was macht die Schulmedizin bei Krebs? Sie gießt praktisch in den Tank noch Salzsäure und entfernt vielleicht ein paar »Leitungen« oder ein anderes Stück aus dem Auto, hört aber die ganze Zeit nicht auf, mit Chemie das schlechte Benzin noch schmutziger zu machen.

Vielleicht ist es noch erwähnenswert, daß ich in »Essen

Sie gern Tapetenkleister?« die Organe unter den Jahreszeiten aufgeteilt habe. Ich kann also genau sehen, wann welches Organ besonders anfällig ist. Dann kann ich es sozusagen vorbeugend mit Ernährung unterstützen. Es klappt wirklich.

Lassen Sie sich nie mehr verrückt machen, wenn man Ihnen einbleuen will, richtige Ernährung sei Quatsch. Es stimmt nicht! Denken Sie an das unreine Benzin! Widmen Sie Ihrem Körper genausoviel Zeit, wie Sie sie für Ihr Auto übrig haben.

Für die Wissenschaft gibt es nichts Schlimmeres als die göttliche Schöpfung ohne Nebenwirkungen.

Wasser marsch!

Nachdem ich mich auf die Ernährung gestürzt hatte, bekam ich seinerzeit das Buch von Pfarrer Kneipp geschenkt. Noch heute kann ich mich sehr gut daran erinnern, wie alles weiterging. Ich las und fing wie üblich sofort an, das Gelesene in die Tat umzusetzen. Abhärten war sehr wichtig für mich geworden. Ich wollte mich ja irgendwie »elegant« über die Runden bringen, wie ich mir stets vorsagte. Nach zwei Tagen, ich hatte wirklich ganz vorsichtig mit dem Abhärten morgens angefangen, bekam ich eine starke Grippe mit allem Drum und Dran! Und das zwischen zwei Chemophasen. Ich kroch nur noch ins Bett und starrte verzweifelt zur Decke! Mußte ich doch jetzt glauben, mich selbst gründlicher denn je kaputtzumachen! Sollte die Schulmedizin doch Recht behalten? War alles Humbug und Tinneff, wie wir hier im Münsterland sagen? War ich auf dem besten Wege, mich selber umzubringen? Es war höllisch. Damals ahnte ich ja nicht, daß der Körper sofort zu reagieren begann. Daß es sogar ein ziemlich gutes Zeichen war! Er fing an, mir zu helfen, dem Krebs das Leben zur Hölle zu machen. Ich hatte wirklich niemanden, den ich um Rat fragen konnte. Nur meine Bücher.

Während ich also dalag und während des Fiebers verzweifelt zu denken versuchte, kam ich zu dem Entschluß, daß an der Sache etwas dran sein müsse. Die Schulmedizin sagt verächtlich: »Das hilft nicht!« Ja, wieso bin ich dann jetzt so krank? Nur mit ein wenig Wasser? Kann man sich mit Wasser krank machen?

An dieser Stelle möchte ich nochmals ganz dringend darauf hinweisen, daß gerade für Krebspatienten es wirklich lebenswichtig ist, alles ganz langsam zu beginnen. Behutsam den Körper umzustellen, sonst kann man sich mit Naturmedizin wirklich umbringen. Ich habe es auch wahrscheinlich letztendlich nur deshalb so gut gepackt, weil ich nicht alles auf einmal machte, sondern hintereinander! Das ist sehr wichtig! Bei jedem Telefongespräch mache ich darauf aufmerksam. Wie Sie sich abhärten können, steht in »Ich habe Krebs! – Na und?«. Auch bei Pfarrer Kneipp kann man es nachlesen. Zum Glück kann man jetzt wieder seine Bücher kaufen. Ich habe seinerzeit tatsächlich noch einen alten Nachdruck von 1888 erhalten.

Doch ich habe inzwischen auch über die Wasserbehandlung viele »Steinchen« zusammengetragen.

Durch eiskaltes Duschen härtet man sich also nicht nur ab, regt nicht nur seinen Stoffwechsel an, sondern, das erlas ich mir erst vor einigen Tagen, man bildet dadurch im Körper ein Hormon, das körpereigene Cortison. Das ist ja wirklich ein Ding! Wir besitzen also eigenes Cortison. Natürlich ist das mal wieder unschädlich. Morgens wird es in besonders großen Mengen ausgeschüttet. Nebenbei erfuhr ich dann auch noch, daß die kalten Duschen deswegen auch so gut für Allergiker sind. Es sind Schmerzhemmer, die man durch kaltes Wasser selber erzeugen kann! Aber damit ist das Wasser mit seiner Heilkraft noch längst nicht erschöpft. Zum Beispiel werden dadurch auch die roten Blutkörperchen vermehrt! Jetzt, nach fünf Jahren, sitze ich da und starre verdutzt aus dem Fenster! Hatte ich deswegen vor jeder neuen Chemo wieder so gutes Blut? Nicht nur durch die Tumorplürre und die Ernährungsumstellung, sondern auch durch das kalte Abduschen am Morgen? Nicht nur die roten Blutkörperchen nahmen zu, sondern auch der Sauerstoff im Blut wurde dadurch erhöht.

Somit vermehrten sich auch die Abwehrzellen und die Antikörper.

Ich zitterte vor Aufregung!

Jetzt, nach fünf Jahren, bin ich froh und dankbar, daß ich seinerzeit weiterhin den Mut hatte, nach der Grippe wieder unter die Dusche zu gehen. Verbissen sagte ich mir einfach, es muß helfen! Ich muß gesund werden! Wäre es anders gewesen, dann wären dem Pfarrer Kneipp reihenweise die Menschen weggestorben und man hätte ihn als Mörder verurteilt. Das Fieber tobte damals noch in mir, da ging ich wieder daran, meinen Körper abzuhärten! Jetzt, nach fünf Jahren, auf der Suche nach »Beweisen« erhalte ich sozusagen gratis ein kleines Dankeschön vom Schicksal. Als wolle es mir zurufen, siehst du, bist tapfer gewesen, jetzt weißt du auch den Grund!

Habe ich nicht schon gesagt, es kann so spannend wie ein Krimi werden, wenn man »Indizien« sucht, um zu beweisen, daß es tatsächlich hilft?

Der *Armguß* ist besonders gut bei nervösen Herzbeschwerden und niedrigem Blutdruck. Er fördert die Durchblutung im Brust- und Kopfraum und hilft bei »geistigen Arbeiten«. Können Sie sich, liebe Leser, vorstellen, daß ich jetzt auch zwischendurch fleißig meine Arme mit kaltem Wasser begieße? Schließlich muß ich ja gut denken! So vieles, was auf mich einstürmt, will einfach richtig verarbeitet werden.

Ein *Armbad* kalt ist sehr gut bei Kopfschmerzen, dicken Beinen (darunter leide ich auch), Herzklopfen und Streß. Erst den rechten Arm, dann den linken Arm eintauchen. Man fängt mit zehn Sekunden an und kann sich später auf ein bis zwei Minuten steigern.

Wasser findet man überall! Also praktiziere ich es fleißig. Das ist doch klar!

Pfarrer Kneipp und auch Frau Treben empfehlen Bäder. Seinerzeit fing ich ja mit der »Teeplürre« an, und als ich dann vor Schmerzen nicht mehr geradeausschauen konnte, begann ich auch mit den Bädern. Darüber durfte ich dann vor einiger Zeit noch folgendes erfahren: »Heute endlich wissen wir, warum aromatische Essenzen bei äußerlichem Gebrauch, also Bäder, so stark wirken. Innerhalb von wenigen Minuten durchdringen sie die Hautschichten und gelangen in den Blutkreislauf, von wo aus sie auf das Gewebe, die Organe und unsere Drüsen und somit auf unseren Organismus in seiner Gesamtheit wirken. Im Normalfall muß man mit sechs bis zehn Bädern rechnen, bevor sich wirkliche Erfolge einstellen. Aber nicht mehr als zwei bis drei Bäder pro Woche.«

Wenn man ganz logisch denkt, ist das alles so einfach! Man muß sich also nur ins heiße Wasser legen, die Poren öffnen sich und schon spazieren die Heilkräfte der Natur in den Körper, suchen den Feind und bekämpfen ihn! Mein Gott, war ich aufgeregt.

Doch noch aufgeregter wurde ich, als ich das mit dem Tautreten las! Auf jedem meiner Vorträge und auch am Telefon empfehle ich immer das morgendliche Tautreten. Es ist eine feine Sache! Pfarrer Kneipp schwor ja auch darauf, konnte aber nie genau sagen, warum es so gut war. Weil ich es bis jetzt auch nicht sagen konnte, zweifelten die Menschen daran und dachten, das kann ich mir ersparen! Was hat das für einen Sinn? Ich mache mich höchstens lächerlich, wenn die Nachbarn sehen, wie ich morgens mit nackten Füßen im Rasen herumlaufe. Nein, den Punkt kann ich in meiner Behandlung schon mal streichen.

Ich war verbissener! Warum ich damals, in meiner schrecklichen Zeit, anders war, kann ich nicht beantworten. Ich hatte einfach einen Drang in mir. Auch unangenehme Dinge zog ich durch. Ich mußte es einfach tun!

Jetzt, nach fünf Jahren, kommt wieder die »Belohnung«!

»Ein gesunder Mensch ist gekennzeichnet durch eine negative Aufladung. Der Kranke lädt sich positiv auf und verliert dabei Elektronen. Darum ist das morgendliche Tautreten so wirksam. Man lädt sich dann negativ auf.«[2]

Seit ich es also erklären kann, laufen schon viele Leute morgens im Tau herum und fühlen sich pudelwohl!

Wenn ich dann auch noch sage, daß die Gehirnzellen zehnmal mehr Sauerstoff brauchen als die Körperzellen, und man sich also auch noch intelligentlaufen kann, macht es noch viel mehr Spaß!

Krankheit ist Blutandrang – Heilung ist Zirkulation.

In einem alten Buch aus dem Jahr 1886 von Charles Waldemar Lock las ich folgendes: »Die Negativität des Wassers hat ihre guten Seiten; die Polarität unseres Körpers wird wohltuend ausgeglichen und dadurch Angespanntheit und Verkrampfung gelöst.

Da in den Städten, wie überall dort, wo sich größere Menschenmassen konzentrieren, die atmosphärischen Ionen positiv geladen sind, erfolgt eine anstrengende und auch mit der Zeit schädliche Überladung.«[10] Deswegen also fühle ich mich in Städten immer so scheußlich! Das wußte man schon 1886 und betonierte uns dennoch immer mehr zu.

Schon die Römer sagten: »Im Schlafe dünstet der Mensch allzeit die Krankheit aus. Hat diese nicht den gerechten Raum, sich im Schlafgemach zu zerstreuen, so fällt sie wieder auf den Menschen zurück, und er wird krank. Aus diesem Grunde hatten sie auch Wasserbecken, die die Luft reinigten und die bösen Dünste an sich zogen in den Schlafräumen. Oft waren auch Springbrunnen vorhanden.«

Manchmal denke ich, früher müssen die Menchen einfach schlauer gewesen sein! Was die nicht schon alles wußten! Ohne Computer und Labors! Uns will man pausenlos eintrichtern, unsere Altvordern waren dumm, nur wir können glücklich sein, so eine hervorragende Wissenschaft zu besitzen, die uns vor allem Bösen beschützt. Leider entpuppt sich dies täglich zum Negativen hin.

Naturheilkunde ist also keine bequeme Therapieform, das sage ich gleich! Wer faul bleiben will, wer denken läßt, der sollte jetzt schleunigst das Buch zur Seite legen und nicht weiterlesen. Es könnte sonst zu gefährlich werden! Man könnte ja unruhig werden und sich Gedanken machen!

Wasseranwendungen provozieren eine Reaktion von Kreislauf, Stoffwechsel und Nervensystem. Denken »lassen« ist dann nicht mehr drin!

Also viel in die Natur hinaus! Nur im Freien atmen wir genügend elektrisch geladene Luftmoleküle ein, die bewirken, daß der Sauerstoff von den Zellen erst richtig geschützt werden kann.

Habe ich schon erwähnt, daß Krebs sehr ärgerlich auf Ozon ist?

Die Findhorn-Engel sagen: »Ich bitte euch alle, mehr Wasser zu trinken. Einfach ganz reines Wasser. Es wirkt reinigend und hilft, den Verfeinerungsvorgang zu beschleunigen. Wasser hat unerschlossene Kräfte und Energien, die von der Menschheit noch nicht entdeckt wurden. Sonne und Wasser, Sonne und Wasser.

In der heutigen Zeit werden auf dem Planeten ungeheure Kräfte freigesetzt. Wie der Geist in der Flasche sind sie am Ende befreit worden. Wasser ist das Medium, mit dem man diese Kräfte stärken soll. Wasser auf dem Körper, Wasser im Körper. Wasser überall um euch herum.«[4]

Und was tut die Wissenschaft und die Regierung heute?

Wie lange braucht sie noch, um alles Wasser zu töten?

Ich habe in meinen anderen Büchern immer wieder darauf hingewiesen, wie wichtig es ist, im Freien oder bei offenem Fenster zu schlafen. Doch nur bei Tbc wird dies von den Ärzten empfohlen. Sonst muß es wohl eine »tödliche Angelegenheit« sein. Als ich einige seinerzeit darauf ansprach, hielten sie es für ausgemachten Quatsch und mich für spinnert! Leider wußte ich damals noch nicht, daß sie bei Tbc anderer Meinung sind. Oder sollen diese Patienten vielleicht »umgebracht« werden? Ich erlebe es immer wieder, daß sich die Schulmedizin letztendlich ständig selber widerspricht.

Auch in der Ernährung ist das so.

Andere Ernährung bei Krebs? »Wer hat Ihnen denn den Blödsinn erzählt?« Bei Diabetes jedoch wird streng darauf geachtet. Was soll das? Aber schweifen wir nicht ab, lernen wir wieder, selber nachzudenken, dann lassen wir uns auch nicht mehr verrückt machen.

Ich habe erfahren, daß ständiges Baden von mehr als 37 °C ohne anschließendes kaltes Duschen gleiche Wirkungen wie bei einer leichten Vergiftung der Muskeln hervorruft. So wie das Feuer ohne Sauerstoff nicht brennt, kann der Mensch ohne dieses Element Sauerstoff nicht leben.

Nur Kräuterbäder mit Nachdämpfen im Bett sind heilwirkend. Heiße Bäder nicht!

Die lange Lebensdauer, von der die Ärzte soviel reden, ist in erster Linie der äußeren Gesundheitspflege zuzuschreiben, die übrigens von Nichtmedizinern ins Werk gesetzt worden ist, ohne Gutheißung oder Hilfe, eher noch unter Widerstand der Ärzteschaft.

Vergessen Sie also nie mehr: In allen flüssigen Stoffen des Körpers, wie im Blut und in der Lymphe, ist Wasser das wichtigste Lösungsmittel (wieder ein Beweis, warum die Mengen von Tee helfen); nur mir seiner Hilfe ist die Verteilung der Nährstoffe möglich. Es fördert weiter die Auflösung aller festen und flüssigen Speisen vor der Verdauung und ermöglicht die Ausscheidung aller Rückstände im Körper mit Ausnahme der Gase. Auflösung, Ernährung und Ausscheidung sind demnach zwangsläufig von dem Vorhandensein von Wasser abhängig.

Wasser ist nicht nur ein Stoff, der die Gifte hinaus- und die Nahrung hereinschafft. Es ist auch ein wirksames, lebenswichtiges Antriebsmittel.

Sollte Ihnen ein Arzt mal wieder »dumm« kommen, lernen Sie doch einfach ein paar Sätze auswendig, dann werden Sie sich wundern, wie er reagiert! Merkt man nämlich, daß Sie sich informieren, werden Sie schon ganz anders behandelt.

Zum Schluß noch ein kleines Bonbon.

Ozon hat eine stark bakterientötende Wirkung, die oftmals sogar dem Penicillin überlegen ist. Es wurde 1840 entdeckt! Wenn Ihnen also ein Arzt eine Ozonbehandlung anbietet, küssen Sie ihm vor Freude die Hände! Er versteht dann sein Handwerk und will Ihnen wirklich helfen! Wie gefährlich hingegen die Penicillinbehandlung sein kann, werde ich auch noch in diesem Buch schildern!

Aber vergessen Sie nie, selber rennen bringt auch Ozon ins Blut und – lachen, lachen Sie! Lachen Sie wirklich sehr oft und Sie lachen sich im wahrsten Sinne des Wortes gesund!

Nierenprobleme – Partnerprobleme?

Vielleicht haben Sie sich, liebe Leser, schon ein wenig über die Reihenfolge der Kapitel dieses Buches gewundert? Es entspricht genau meiner Erfahrung, die ich seinerzeit während der Chemotherapie gemacht habe. Unter dieser grausamen Behandlung fingen nach und nach die Störungen an. Es dauerte also nicht lange, da wußte ich als Laie genau Bescheid, was gerade mal wieder, pardon, welches Organ meiner ganzen Aufmerksamkeit bedurfte.

Die Niere ist das Ent- und Vergiftungsorgan des Körpers. Neben der Leber natürlich. Darüber sprechen wir aber im nächsten Kapitel. Ich las mir schnell das Wissen an, daß es für uns Krebspatienten fast lebenswichtig ist, unsere Nieren in Ordnung zu halten. Als ich dann auf Bücher stieß, die erzählten, daß Nierenprobleme mit Partnerproblemen im weitesten Sinne etwas zu tun haben, muß ich jetzt noch nach fünf Jahren darüber lachen. Wie recht die Autoren doch haben, dachte ich unwillkürlich dieser Tage. Ich hatte ganz gravierende Partnerprobleme mit meinem behandelnden Arzt! Als ich dann auch noch erfuhr, daß Nieren mit Augen und Ohren zusammenhängen, dachte ich, jetzt spinnt man in der Naturmedizin aber wirklich. Obwohl ich während der Chemo schon lange unter Ohrensausen und Sehstörungen litt, wollte ich es doch nicht glauben. Da liegt ja der Hase im Pfeffer! Glauben heißt, die Wahrheit nicht sehen oder hören wollen. Mein Gott, ist man doch oft dumm. Wenn wir nämlich wirklich zuhören und sehen würden in einer Partnerschaft, dann würde man auch viel weniger Probleme haben. Im positiven wie im negativen Sinne hört man einfach nicht zu! Partner im weitesten Sinne kann also nicht nur der Ehemann bedeuten, er kann auch Mutter, Vater, Kind, Chef oder Freund sein. Menschen, mit denen man intensiv zu tun hat.

Als Laie denkt man ja nie über seine Organe nach. Das macht doch schon mein Doktor, meint man und lehnt sich in die Kissen zurück. Wenn man aber auch als Laie erst einmal erkennt, was die Niere alles kann und vermag, bekommt man eine ganz andere Einstellung zu ihr! Man beginnt Rücksicht auf dieses wichtige Organ zu nehmen.

Wußten Sie zum Beispiel, daß unsere Niere aus 25 000 Kanälchen besteht? Welch ungeheure Leistungen müssen sie doch Tag für Tag vollbringen. Und das nur, um uns am Leben zu erhalten. Herz, Magen, Leber und Galle stehen in enger Verbindung mit den Nieren. Alle Sorgen, nervöse Spannungen und Gram schwächen die Nieren. Wir können das sogar sehr gut überprüfen. Weiße Flecke oder Punkte auf den Fingernägeln zeigen an, daß wir unter Ausscheidungen von Unreinheiten und Harnsäurebelastungen leiden. Wenn die überschüssige Harnsäure abgebaut wird, klingen oft auch rheumatische Beschwerden ab.

Nieren und Leber arbeiten in einem 12stündigen Rhythmus, wir dagegen arbeiten nur acht Stunden pro Tag. Von den Sonn- und Feiertagen und dem Urlaub ganz abgesehen. Die Nieren dürfen sich nie ausruhen. Im Gegenteil, wenn wir freihaben, schädigen wir in der Regel gerade dieses Organ ganz besonders.

Schuppenflechte ist keine Hautkrankheit, sondern ein Nieren-Leber-Leiden. Die Nieren sind hier nicht in der Lage, die vielen Schlacken auszuscheiden. Schuppenflechtepatienten »verstecken« sich hinter ihrer Krankheit. Also muß die Niere wie verrückt arbeiten. Krankheit als Alibi!

Jede Erkrankung geht ja über die Seele. Weil die Niere es also nicht mehr schafft, versucht sie jetzt die Haut anzuflehen, ihr doch mitzuhelfen. Doch die Haut ist nicht dafür vorgesehen, ständig Nierenarbeit zu übernehmen. Deshalb entwickelt sich dann die Schuppenflechte, schon um dem gemeinsamen Boß Mensch zuzurufen, hör doch auf! Ändere dich! Du machst uns noch kaputt! Aber der hört ja nicht! Auch die Ohren hängen mit den Nieren zusammen! Ich habe ja auch lange nicht hören wollen und ließ mich weiter zerstören!

Adukibohnen sollen sehr gut bei Nierenerkrankungen helfen. (Kann man in allen Bioläden bekommen.) Auch Gerstenabsud. Den muß man selber herstellen.

Extreme Angst ist also pures Gift für die Nieren! Partnerprobleme haben meist was mit Angst zu tun. Man hat Angst, daß man allein bleibt, hat Angst, daß man es nicht schafft! Angst macht zu, und man kann dann nicht wirklich denken! Dann kommen auch noch die Schmerzen der Niere hinzu. Jetzt hat man keine Zeit mehr, sich um das tatsächliche Problem zu kümmern, sondern um seine Erkrankung. Jetzt erwartet man Rücksicht von den anderen. Sobald die gewährt wird, bleibt man nierenkrank! Jetzt hat man ja den Partner »gefangen«! Darum gibt es auch so viele chronische Nierenerkrankungen. Letztendlich wird es dann eine tödliche Sache! Besonders bei uns Krebspatienten führt das unweigerlich zwei Menschen unter die Erde. Mitleid kann Angst besiegen und lenkt vom eigenen Problem ab.

Ungefähr 100 Liter Flüssigkeit laufen täglich durch die Nieren. Wenn wir diesen Kreislauf durch ständige Angst am normalen Fließen hindern, kann sich auch ein Laie vorstellen, was dann passiert. Von den 100 Litern werden täglich ca. 1½ Liter ausgeschieden. Der Rest fließt in den Blutstrom zurück. Wird also zuviel Nahrung aufgenommen, die große Mengen von Abfallstoffen erzeugt, wie Fleisch und Geflügel, dann können die Nieren die großen Giftmengen nicht wirksam filtern. Das treibt somit auch noch den Blutdruck höher. Mit guten Nieren hat man keinen Ärger mit der Potenz. Die Nieren sind deshalb in der östlichen Medizin auch als der »Sitz des Lebens« bekannt!

Eine kleine Randbemerkung, die aber wichtig ist: In München und Oberschwaben, las ich neulich, treten die meisten Nierensteinbildungen auf. Man glaubt an einen Vitamin-A-Mangel, dieser würde die Nierensteinbildung fördern. Vitamin A, da ist doch wieder unsere Karotte gefragt! Als ich dann auch noch las, »Wer Möhren mag, mag auch Frauen«, mußte ich schallend lachen.

Viele Sportler leiden unter Nierensteinbildung. Erstens führt der starke Wasserverlust durch Schwitzen zur Steinbildung, zweitens haben sie in der Regel starke Probleme mit ihrem Trainer, Vorstand etc.

Doch weiter zu unserer Niere:

Was ich auch lernen mußte, ist, daß starke Fleischesser zusammengezogene Nieren haben! Auch oft geschwollene Oberschenkel und geschwollene Füße! Kein Schulmediziner rät den Nierenpatienten, besonders den Dialysepatienten, fast kein Fleisch zu essen! Seit ich das gelesen habe, zuckt meine Hand immer öfter zurück, wenn ich nach Fleisch greifen will.

Immer wieder stoße ich bei der östlichen Medizin neben Reis, Naturreis wohlverstanden, auch auf die Adukibohnen. Sie sollen ein altes Heilmittel für die Nieren sein.

Der Reis ist wirklich ein ausgezeichneter »Nierenfetzer«, wie ich es auf Vorträgen immer erkläre. Eines Tages fiel es mir dann wie die Schuppen von den Augen. Ja, tatsächlich, Reis und Höflichkeit gehen zusammen. Wer immer Reis, sprich Nierenputzer, zu sich nimmt, kann keine Partnerprobleme haben, ist immer höflich und nett! Zu allen Menschen! Er muß es bald zwangsläufig sein, wenn Reis seine Hauptnahrung wird! Da schau her, und welches Volk ist höflich und nett? Die Chinesen und die Japaner! Da die Japaner aber immer mehr verwestlichen, essen sie auch viele Produkte, die sie früher nicht zu sich nahmen. Darum kann dieses chinesische Volk auch auf so engem Raum leben, ohne sich ständig zu morden und totzuschlagen. Essen sie sich doch im wahrsten Sinne des Wortes Höflichkeit an. Das ist ja wirklich allerhand, dachte ich verdutzt. Wenn meine Theorie wirklich stimmt, dann dürften sie auch nur sehr wenig Nierenkrebs haben! In der Tat, es ist so! Chinesen haben relativ selten Nierenkrebs! Jetzt werden Sie, liebe Leser, sicher den Kopf schütteln und sagen: »Blödsinn! Das kann sie mir nun wirklich nicht unter die Weste jubeln. Das sind auch Menschen wie du und ich. Die sind nicht ständige Engel auf Erden, das gibt es einfach nicht. Die haben auch Ärger!« Ja, das ist richtig, dafür haben die Chinesen und Japaner auch viel mehr Magenkrebs. Ärger geht auf den Magen. Es ist tatsächlich so!

Wenn ich also wirkliche Probleme habe, stelle ich mich sofort auf Reis um. Den ungeschälten natürlich! Dann gehen auch bald die Sehstörungen zurück und auch die Ohren sausen dann nicht mehr so sehr. Es hat nur einen großen Nachteil. Das seelische Problem kommt dabei schärfer ans Tageslicht! Das ist dann der Augenblick, der über alles Zukünftige entscheidet! Die meisten Menschen brechen davor zusammen und hören wieder auf und sagen dann oft: »Es hilft nichts! Ich habe schon alles gemacht! Mein Fall ist besonders schwierig. Hat auch mein Doktor gesagt.« Wumm, Kasten rein, Klappe zu, Angst!

Würde ich aber meinen Partner loslassen, mich also nicht so an ihn krallen, dann würde ich auch von meiner Nierenerkrankung loskommen. Ich muß lernen, mich mit den Augen des Partners zu sehen, dann erkenne ich meine Macken sofort! So einfach ist das!

Durch starke Nierenschädigungen treten auch Unsicherheiten auf! Wir vergiften uns selber, weil wir durch die Angst die Nieren daran hindern, richtig zu arbeiten. Die Giftmenge, die innerhalb von 24 Stunden durch die Nieren ausgeschieden wird, beträgt ungefähr die Hälfte der Menge, die imstande wäre, den Körper zu töten.

Kümmel ist ein guter Harntreiber, auch unsere liebe gute Karotte taucht wieder auf und hilft mit. Sie ist also auch noch harntreibend, wie das gute alte Küchenkraut Dill!

Ich reibe jetzt täglich zweimal meine Nieren mit Olivenöl ein. Das treibt die Niere an. Die hl. Hildegard von Bingen schrieb, daß die Birne für die Niere schädlich ist. Auch die Kartoffel ist für die Niere nicht gesund! Die Kartoffel ist vor über 100 Jahren hier bei uns eingeführt worden. Der liebe Gott hat sie hier also nicht wachsen lassen! Die Kartoffel ist also kein »höfliches« Lebensmittel! Raufbolde sozusagen ernähren sich in der Regel von Kartoffeln, Schweinefleisch und Kohl. Auch kohlensäurehaltige Getränke, besonders wenn sie noch kalt sind, schädigen die armen Nieren. Sie haben ja keinen Urlaub – keinen Samstag und Sonntag zum Ausruhen!

Haferflocken, lese ich dann, sind sehr gut für die Nieren! Hafer ist hier immer gewachsen! Also hat uns der liebe Gott bei der Erschaffung nicht vergessen! Haben Sie verschwollene Augen, das kann jeder selber täglich prüfen, dann wissen Sie sofort, eine Nierenbeckenentzündung könnte sich anbahnen.

Maria Treben schreibt, auch Brennesseltee ist gut für die Nieren! Die wachsen in Massen! Wenn unsere Kräuter eine Stimme hätten, würden sie uns täglich zuschreien: »Nimm mich! Ich kann dir helfen! Ohne Nebenwirkungen!« Auch Auflagen mit der Heilerde sind gut für die Nieren. Darüber habe ich ja ausführlich in meinem Buch »Ärzte sind nicht allwissend« geschrieben. Sie können oft sogar wie kleine Wunder wirken. Wer unter Krampfadern leidet, müßte eine Nierenkur machen. Er hat oft Partnerprobleme, die so sichtbar werden. Für Eingeweihte nicht nur an den Beinen. Menschen werden so langsam für mich wie aus Glas.

Umweltexperten führen die steigende Zahl der Nierensteine auf die zahlreichen chemischen Substanzen zurück, die sich heute in vielen Nahrungsmitteln befinden. Behaupten Sie jetzt nicht, alles sei Quatsch mit der Seele. Die Chemie, die Chemie ist es doch! Haben wir nicht in gewisser Weise ein Abhängigkeitsverhältnis mit der Regierung und auch der Chemie? Lassen wir denn nicht die ganze Zeit denken? Haben wir denn in all den vielen Jahren einmal wirklich auf die Umweltschützer gehört? Sie mahnten schon, da haben wir nur gelacht! Unser damaliger Bundeskanzler Prof. Ludwig Erhard warnte in der Blüte der Wirtschaftslage schon vor zukünftiger Arbeitslosigkeit, wenn wir nicht maßhalten würden. Was haben wir mit dem Mann gemacht? Ausgelacht, abgesägt! Warum ist denn unser Grundwasser schlecht? Wir nehmen doch täglich Gifte und streuen sie in unsere Gärten, auf die Felder. Die Regierungen sollen etwas tun. Das bißchen, was ich schon verwende, ist doch wirklich nicht schlimm. Die Großen, gehen Sie doch mal zu den Großen, die machen den Mist! Noch nie was vom Ozonloch gehört? Doch? Zählen Sie doch mal, wieviel Sprayflaschen Sie im Augenblick in Ihren eigenen vier Wänden haben!

Ja, meine Herren, sexuelle Sicherheit stärkt auch die Nieren, keine sexuelle Protzigkeit ist damit gemeint, sondern sicher bedeutet, man kommt an. Man kommt aber bei Frauen nur »an«, wenn man wirklich zärtlich ist. Zärtlichkeit bedeutet Verstehen, Liebe!

Sexuelle Unschlüssigkeit schwächt den Sexus und die Nieren! Man hat die Frau doch nur genommen. Auf Dauer kein nettes Gefühl, wie? Man kann zwar protzen, man habe mal wieder eine »umgelegt«! Aber Liebe, Verstehen, Zärtlichkeit bleiben auf der Strecke.

Wenn Sie im Augenblick wirklich starke Nierenprobleme haben sollten, überdenken Sie mal Ihre Partnerverbindungen. Sie werden sofort wissen, welche Person sie »schwächt«.

In einem Buch las ich folgenden Satz: »Ich rate Ihnen, einen Entschluß zu fassen, auch wenn Sie sich dafür entscheiden, vorläufig bis zu einem zukünftigen Zeitpunkt nichts zu beschließen.«

Öffnen Sie also Augen und Ohren und hören sie mal wirklich zu! Ich spreche aus Erfahrung. Es ist bitter. Man hört so manches erst wirklich, wenn es weh tut! O ja, es haut einen um. Wenn meine Nieren wieder »wackeln«, dann weiß ich sogleich Bescheid.

Ich habe inzwischen gelernt, besser zuzuhören, schneller Entschlüsse zu fassen. Glauben Sie ja nicht, daß es mir leichtfällt! Im Gegenteil! Wenn man um die Geheimnisse weiß und sie nicht befolgt, wird man immer heftiger vom lieben Gott angestoßen. Man bricht in die Knie. Man kriecht oft durch glühende Asche und will es noch immer nicht glauben.

Der liebe Gott stupst genau das Organ an, das zu dem jeweiligen Problem gehört.

Für Krebspatienten heißt es jetzt also, viel Reis, fast keine Kartoffeln und sehr wenig Fleisch essen. Dafür aber viel trinken. Doch das tun wir ja schon.

Im Darmkapitel haben wir erleben dürfen, daß die Mikrobe Bazillus Coli Communis ihre Erzeugung von Fäulnisstoffen umstellt, wenn sie mit zuviel Fleisch gefüttert wird. Nieren fangen an zu schrumpfen, wenn sie mit zuviel Fleisch konfrontiert werden.

Schon wieder zwei Fliegen mit einer Klappe geschlagen!

Doch sehen wir mal weiter, vielleicht werden es noch viel mehr »Fliegen«?

Ist jeder Krebspatient auch leberkrank?

Ja, ja, die Leber! Die hat sofort bei der Chemo angefangen, mir das Leben zu versauern! O Gott, wenn ich noch an die vielen Schmerzen denke, die ich deswegen ausstehen mußte! Dann die Angst, jetzt hast du es auch an der Leber! O ja, die Angst, immerzu die Angst, jetzt ist der Krebs da und da und da! Manchmal wußte ich schon gar nicht mehr, wo ich noch meine Hände draufhalten sollte, in der Hoffnung, die Schmerzen ein wenig zu lindern. Woher sollte ich armes Luder wissen, daß man mir die Leber schon durch die Narkose und die Operation erheblich geschädigt hatte! Doch noch schlimmer ist die Angst! Die Angst hilft mit, die Leber zu schädigen!

Als ich noch erfuhr, daß jeder Krebspatient auch an der Leber Schäden haben muß, sonst kann er gar nicht krebskrank werden, war das wieder ein Gedankensprung, den ich anfangs nicht so einfach verfolgen konnte. Bis ich über die Seele nachdachte!

Man ist ja zuerst seelisch erkrankt, dann körperlich! Wie schon erwähnt, stupst der liebe Gott genau da an, worüber man nachdenken sollte! Wieso dann zuerst die Leber? Leberkrebs – nun ja, das verstehe ich, aber ist jeder Krebspatient auch leberkrank?

Ich erinnerte mich, daß die Krankenschwester bei der Blutentnahme vor der Operation so nebenbei erwähnte, daß ich sehr schlechte Leberwerte hätte.

Jetzt weiß ich, daß jeder Krebspatient ein »lieber Mensch« ist. Deswegen bekommt er ja auch Krebs! O ja, wir sind sehr »liebe Menschen«! Wir wollen keinen Streit, keinen Kummer bereiten, passen uns schön an. Mit einem Wort, man kommt richtig gut mit uns aus. Nur wie es da drinnen im Herzen aussieht, das geht niemand etwas an. Wir sind nämlich gar nicht so »lieb«. Wir unterdrücken nur unsere Wünsche. Uns paßt so vieles nicht. Doch das zeigen wir nicht. Durch die Seele steht die Leber für unterdrückte Aggressionen, Gram und Sorge. Das machen wir nur mit uns alleine aus. All die vielen Jahre. Ein Krebs ist ja an die fünf bis 15 Jahre im Körper, bis er sich zeigt!

Also vergiften wir uns ganz langsam selbst! Weil wir nicht ehrlich zu uns sind! Wieso hat das dann aber eine so gravierende Auswirkung auf den Körper? Wieso kann sich dann Krebs entwickeln?

Wir wollen doch mal sehen, wozu wir eigentlich die Leber im Körper haben.

Zuerst einmal las ich, daß die Leber, wenn ein Stückchen davon entfernt wird, wieder nachwächst! Donnerwetter, das ist ja was, dachte ich. Nerven wachsen sehr selten nach, Sehnen dagegen sehr langsam. Ja, und dann erfuhr ich ziemlich bald, daß Gram und Sorgen auf die Leber einwirken und diese in ihrer Arbeit hemmen. Da schau her! Also fällt jeder in sein eigenes Loch, das er sich gräbt. Ehrlichkeit macht sich also auch hier bezahlt. Doch sehen wir weiter, was die Leber kann. Die Leber bringt Säfte hervor, die zur Verdauung erforderlich sind. Ist die Verdauung also gestört, wird auch der Blutkreislauf schwächer. O Gott, mir wurde richtig mulmig. Der Tod lauert ja im Darm! Also ärgert die Leber auch den Darm, der wiederum das Blut, das dann nicht alle Schlacke aus dem Körper bringt. Und der Körper ist da. Wenn man dann so ganz nebenbei liest, daß ein gutes unschädliches Leberreinigungsmittel ein bis zwei Glas heißes Wasser sind, die täglich vier bis sechs Wochen lang getrunken werden sollen, dann frage ich mich, warum das nicht jedem Leberkranken empfohlen wird. Beim sauberen Organ muß die Seele umdenken lernen! Der Grauschleier wird weggerissen. Über ein gesundes, sauberes Organ wird die Seele gezwungen, den Tatsachen ins Auge zu blicken. Wäre das nicht gut, wenn alle Menschen das als Vorbeugung anwenden würden?

Doch sehen wir mal weiter. Kakao ist gänzlich zu meiden! Er ist schädlich für die Leber! Auch wenn er noch so oft angepriesen wird. Er verstopft die Leber und enthält harnsäurebildende Stoffe. Dadurch wiederum entsteht Rheuma. Läßt man also auch den Kakao weg, sollte man bei chronischem Rheuma gute Erfolge haben.

Wer leberkrank ist, soll einen Mangel an Religiosität haben! Dem kann ich nur hundertprozentig zustimmen. Ich wollte damals nichts von Gott wissen!

Ach Gott, ich konnte dich ja auch nicht finden, da ich mich ja pausenlos selbst »belügen« mußte, um für andere nett zu sein! Immer wieder hört man ja den Ausspruch: »Sie ist so eine nette Person und ausgerechnet die muß Krebs bekommen. Das verstehen wir einfach nicht.«

Vitamin E ist ein Leberschutzstoff. Außerdem soll es ein guter Schutz gegen Autoabgase sein. Auch Getreidekeime und gute Öle sind wichtig. Ich reibe ja oft die Stelle, wo meine Leber liegt, mit Olivenöl ein. Ich empfehle jedem Krebspatienten, dies zu tun. Morgens und abends! Und das sehr lange Zeit durchziehen. Selen hilft der Leber auch bei ihrer Entgiftungsarbeit. Kann entweder per Nahrung zu sich genommen werden (Hafer, Weizen, Spargel, Datteln, Fisch, Champignons) oder, wenn es dringend notwendig ist, von einem Naturheilarzt verschrieben werden. Heilpraktiker wissen darüber gut Bescheid, wie wichtig Selen in der Krebsbehandlung ist.

Die schlimmste »Nahrung« für die Leber sind Medikamente und Chemikalien, gefolgt von Essig, Alkohol und kalten Getränken. Giftstoffe aus Medikamenten und Chemikalien bleiben am längsten in der Leber und sind am schwersten auszuscheiden. Schuppen, Augenleiden und viele andere Probleme werden durch Leberstörungen verursacht. Geisteskrankheiten können ursächlich in Leberproblemen begründet sein.

Was ist in der Tumorplürre von Maria Treben? Schafgarbe! Wozu ist sie gut? Sie wirkt leberreinigend! Merken Sie was, liebe Leser?

Gut für die Leber sind grüne Gemüse und Reis.

Haarausfall sind oft Leberprobleme! Der liebe Gott zieht sie wohl höchstpersönlich raus, damit der Patient endlich aufwacht und begreift, daß man sich nicht ewig selbst »belügen« kann.

Und die Schulmedizin: »Bei Leberleiden steht bisher einem Berg an Diagnosen ein Zwerg an Therapie gegenüber. Sie können über jeden Krankheitsfall detailliert Aussagen machen, aber wenig helfen.«

Das durfte ich schon zweimal »nachprüfen«! Per Telefon habe ich zwei Patienten über ihre Angehörigen in Sachen Gelbsucht helfen können! Man tat nämlich in der Klinik gar nichts, man hatte sie nur isoliert, fertig.

Ich habe meine dunklen Haare wiederbekommen und habe sie noch immer dunkel! Jetzt weiß ich, daß auch dafür die Leber zuständig ist. Graue und weiße Haare bedeuten, daß die Leberfunktionen unteraktiv werden und die Persönlichkeit bestimmend und stur wird, verbunden mit Engstirnigkeit.

Die Ausscheidung, sprich Arbeit der Leber wirkt sechsmal rascher als die der Nieren! Wenn wir also ein wenig mithelfen, können wir uns putzmunter halten.

Hans Ruesch schreibt auch: »Die Leber ist die Garküche des Organismus. Sie ist ungemein seelisch und nervlich

beeinflußbar.«[11] Immer wieder erhalte ich also »Beweise«
für meine Theorie.

Rettich regt die Leberfunktionen an. Nein so was! Jetzt
ist das Nachdenken schon viel einfacher geworden. Wer
ißt denn viel Rettich? Die Bayern? Man kann nun wirklich
nicht behaupten, daß sie allen Ärger in sich hineinfressen!
Im Gegenteil! Und statistisch haben sie tatsächlich viel weniger Leberkrebsfälle, dafür aber mehr Nierenkrebs! Bleibt
ja nicht aus, wenn man so lospoltert!

In dem Buch »Die Krebsmafia« von Christian Bachmann durfte ich dann folgendes lesen: »Die meisten Krebspatienten leiden an einer gestörten Leberfunktion. Die
Entgiftungsleistung muß also wieder hergestellt werden.
Die Leber produziert mit ihren Gluconsäureverbindungen
eine Art *körpereigene Zytostatika*, die selektiv vor allem
in den Krebszellen wirksam werden. Somit spielt sich zwischen Leber und Krebszelle eine Art Kreislauf ab. Man
könnte die Leberzellen als natürliche Feinde der Krebszellen betrachten, da sie Verbindungen herstellen, die nur für
die Krebszellen, nicht aber für normale Zellen giftig
sind.«[11]

Haben Sie, liebe Leser, das jetzt wirklich richtig verstanden? Ich habe es viermal lesen müssen um zu begreifen,
was das bedeutet. Dann sah ich für Augenblicke mal wieder schrecklich rot!

Gesunde Leberzellen können also körpereigene Zytostatika herstellen! Was macht aber die Schulmedizin? Sie
zerstört die Leber, indem sie pausenlos Gifte in den ge-
schundenen Körper gibt. Chemo, Narkose, Tabletten, Bestrahlung, falsche Ernährung! Meine Leber wurde seinerzeit auch nicht »gereinigt«! Wie heißt es noch? »Ein Berg
an Diagnosen steht einem Zwerg an Therapie gegenüber!«

Reinigen Sie Ihre Leber auf Teufel komm heraus! Als
bei mir seinerzeit mal die Leberwerte so tief sanken, trank

ich den Tee nach Pfarrer Kneipp! Johanniskraut mit einer Messerspitze Aloe-Pulver. Das ist Charaktersache, denn er schmeckt scheußlich! Aber die Leber war mir unendlich dankbar und hatte sehr schnell schon viel bessere Werte.

Bei Dr. William Lambe, 1809 lebte dieser Arzt in England, las ich dann folgendes: »Ich rate dringend zu einer Krebsdiät. 1764 wurde also schon vor einer Krebsoperation gewarnt. Dadurch würde das Wachstum beschleunigt. Durch die Einflüsse der Krebszellen, die sich im Gesamtstoffwechsel anhäufen, komme es zur Vergiftung der Leber und zur Schädigung des Verdauungsmechanismus.«[1] 1764 wußte man also schon so gründlich darüber Bescheid! Daran hat sich bis heute nichts geändert! Eine Operation beschleunigt in der Tat die Metastasenbildung im ganzen Körper.

Ein römischer Kaiser rieb schon seine kranke Leber mit Olivenöl und nachher mit Salz ein. Er war von seinen Ärzten aufgegeben worden und wurde gesund. Nachzulesen bei P. Thomas Häberle[13]. Ich empfehle es auch; wenn man erkrankt ist, ca. acht Wochen lang die Leber mit Salz zu behandeln. Dabei wird normales Salz auf das Öl eingerieben. Die Leber kann zu schmerzen anfangen, es können sogar dicke Flocken im Urin auftauchen. Dies sind gute Zeichen!

Die Leber ist die größte Drüse des menschlichen Körpers. Sie ist eines der wichtigsten Organe. Kohlauflagen (Kohlart egal) sind auch gut. Karotten sind sehr gut! Da schau her, die gute Karotte, schon drei Fliegen mit einer Klappe! Tumorwachstumshemmend, Darmputzer, leberreinigend. Bei Druck und Schmerzen in der Leber sollten Sie täglich zwei frische Karotten essen.

Dr. Lambe wußte aber auch, daß Birnen in vielen Fällen schlecht auf die Leber und Galle wirken. Dasselbe gilt für das meiste Steinobst, besonders wenn es ungekocht ist. Nur Kirschen sind gut!

Dr. Lambe sagt: »Nichts kann also den Charakter eines Menschen derartig ungünstig beeinflussen wie ein krankes Drüsensystem.«[1]

Alle Nervenkranken müssen Leber und Nieren in Ordnung halten.

Helmut Löffler schreibt in der Naturheilkunde von A–Z: »Askorbinsäure, Vitamin C, ist genaugenommen kein Vitamin, sondern ein Stoffwechselprodukt der Leber.«

Leber-Typen sind »Wenn-Typen«!

»Wenn ich studiert hätte, dann . . .«[14]

Glücklichsein stärkt die Leber. Ich kann nur wirklich glücklich sein, wenn ich aufhöre, mir etwas vorzumachen.

Vergessen Sie also nie mehr, eine tadellose Leberfunktion ist zur Erhaltung unserer Gesundheit absolut notwendig. Wer also lange leben will, muß seine Leber lieben!

Na so was!

Jeder will lange leben!

Eine gesunde und starke Leber ist eine Voraussetzung, um 150 Jahre alt zu werden!

Fangen Sie also gleich heute mit dem Großreinemachen in Ihrer Seele an!

Es ist eine harte Sache! Wenn man es nicht akzeptiert, dann braucht man sich nicht wundern, wenn man nicht weiterleben darf! Der liebe Gott stupst an. Wenn ich es nicht kapiere, stupst er eine Weile weiter, kapiere ich es noch immer nicht, seufzt er und sagt: »Der Mensch muß erst mal wieder rauf zu mir. Ich muß mal ein paar Grundsätzlichkeiten klarstellen. Dann muß er wieder runter und von vorn anfangen.«

Ich habe mit der Leberreinigung angefangen und hatte sehr schnellen Erfolg damit. Ich achte auch jetzt noch immer darauf. Die Chemo ist ja noch immer in meinem Körper und tobt sich in Abständen über Leber und Nieren aus.

Fangen Sie also an! Leber reinigen und in den stillen einsamen Stunden langsam die Seele reinigen. 1000 Kilometer bestehen auch nur aus lauter kleinen Schritten. In »Sind wir schon alle Versuchskarnickel?« habe ich ja ausführlich geschildert, was wir tun müssen, um uns zu finden.

Es geht kein Weg daran vorbei!

Keiner!

Immer wieder rufen Menschen an und sagen: »Wenn ich genau alles mache, was Sie jetzt gesagt haben, werde ich dann gesund?«

»Gehen Sie über die Seele«, sage ich dann immer wieder.

Viele Menschen würden lieber täglich 50 Liter trinken und genau alles essen, was man ihnen vorschreibt! Sie würden wirklich vieles tun, aber nur nicht über die Seele gehen!

Darum rennen sie ja auch von Spezialist zu Spezialist. Andere sollen sie gesund machen! Die Braven sterben früher! Sie haben es nicht erkannt!

Viele, viele tausend Jahre alt ist dieses Wissen! Die Schulmediziner bräuchten nur die richtigen Bücher zu lesen und würden Schätze ohnegleichen finden. Leider kann die jeder Mensch anwenden. Darin liegt der Hund begraben. Es läßt sich nichts damit verdienen! Die wichtigsten Dinge, um gesund zu bleiben oder wieder gesund zu werden, kann nur der Mensch höchstpersönlich machen!

90 % der Menschen sind aber dazu nicht bereit und schieben es als Unsinn zur Seite! So viel blitzende Technik, so viel Medizin! Die kann doch nicht an dem Menschen vorbeiforschen!

Im Blut liegt die Wahrheit

»Essen und Trinken verursachen Veränderungen in der Blutqualität und den nervlichen Reaktionen«, können Sie bei Michio Kushi nachlesen. Auch den Satz: »Die Farbe der Lippen entspricht den Schwankungen der Blutqualität und des Kreislaufes.«[15]

Rosarot = guter Blutdruck
leuchtend rot = zu hoher Blutdruck
weiß = zu niedriger Blutdruck.

Das klappt immer! Beurteilen Sie sich mal selber! Dazu braucht man kein Labor! Die menschliche Natur ist ehrlich und verlangt keine Rechnung, wenn sie die Wahrheit sagt. Sie bittet nur den Menschen, sich zu ändern.

Wie wichtig Ozon ist, habe ich schon geschrieben. Vom kräftigen Atem hängt die Sauerstoffversorgung des Blutes ab. Darum sind heiße Bäder am Morgen eine Gefahr. Nur wenn man krank ist, kann man sie kurzfristig anwenden. Wenn die Gelenke und Gewebe von Giften stark belastet sind, wirken heiße Bäder wohltuend. Ablagerungen werden aufgelöst, vom Blutstrom erfaßt und weggeschafft. Hinterher sollte kurz kalt geduscht werden.

»Wenn wir also frieren, ist das ein Zeichen von Lähmung im Blut, verursacht durch Kreisen der Giftstoffe im Körper, sprich Blut. Bringen wir genug Sauerstoff ins Blut kann es geschehen, daß die Körpertemperatur sofort ansteigt und es beginnt also auch die Giftausscheidung.«[15]

Neulich sah ich im Fernsehen eine Sendung über das Schröpfen. Es ist ein uraltes Mittel. Man setzt kleine Gefäße auf die Haut, indem in einem Gefäß ein Vakuum erzeugt wird. Die Poren der Haut werden dadurch verstärkt geöffnet. Jetzt schieben die »Soldaten« im Körper alles Gift durch die Poren. Man muß also nur eine Stelle am Körper so »manipulieren«, daß dort die Körpersoldaten eine gute Gelegenheit haben, den Dreck rauszubringen. Das gleiche passiert, wenn ich z. B. einen Arm *oder* ein Bein in eine große Plastiktüte stecke und die Tüte so zubinde, daß keine Luft mehr reinkommt. Nach einer Weile beschlägt sich die Tüte und Wassertropfen perlen von innen daran herunter. Mein Körperteil, Arm oder Bein, pocht jetzt wie wild. Schröpfen nach »Hausfrauenart«? Anschließend warm abwaschen. Kostet nichts und funktioniert! (Ich glaube, ich lande wirklich noch auf dem Scheiterhaufen!) Aber immer nur ein Körperglied nehmen und nicht zu fest zubinden!

Bei Are Waerland durfte ich dann lesen: »Laufen ist eines der besten Mittel, den Körper zu erhitzen. Es bewirkt, daß das Blut zu den einzelnen Organen jagt und jeder Zelle den lebenswichtigen Sauerstoff vermittelt. Sauerstoffhunger macht uns matt und faul. Wir schnappen nach der Luft und sind reizbar und sehen alles schwarz.«[1]

Alexander Haig, ein großer englischer Arzt, fand heraus, daß durch vermehrten Säuregehalt des Blutes der Gesundheitszustand stark verändert wird und somit eine Übersäuerung stattfindet.[1]

Er war auch der erste, der den Rückfluß aus den Blutgefäßen als Prüfstein benutzte, um die Leistungsfähigkeit des Blutkreislaufes und die Reinheit des Blutes festzustellen. Am Morgen ist die Vergiftung des Blutes am größten. Das wußte er also schon 1892. »Er tat etwas ganz Außergewöhnliches: Er begann mit solch einem lächerlichen Stoff wie der Nahrung zu proben. Hätte er selber nicht unter starken Kopfschmerzen gelitten, wäre er nicht auf diese sehr ausgefallenen, nicht berufsmäßigen Gedanken gekommen. So entdeckte er zufällig die große Macht über Gesundheit und Krankheit.«

Ein anderer großer Arzt, Bouchard, betrachtete die Giftigkeit des Urins als den besten Maßstab für die Giftigkeit des Blutes. »Das Blut ist der Vermittler, der allen Zellen unseres Körpers die nötigen Nährstoffe zuführt. Gleichzeitig aber schafft es alle Abfallstoffe der Zellen weg, da diese uns sonst vergiften würden. Durch den immerwährenden Kreislauf des Blutes zu den Ausscheidungs- und Verdauungsorganen wie Nieren, Leber, Magen, Eingeweide, Lungen und Haut werden die Giftstoffe weggetragen und schließlich wieder ihren Ursprungsorten, der Luft, der Erde und dem Wasser, zugeführt.«[1]

Wieder ein Beweis, wie wichtig die Tumortees sind, und wieder ein Beweis, daß man die Mengen in kleinen Schlukken trinken muß. Mit richtiger Ernährung dazu kann der Krebs sozusagen aus dem Körper geschwemmt werden.

Wer unter Verstopfung leidet, muß erkennen lernen, daß sich sofort die roten Blutkörperchen vermindern. »Das Blut ist ein Erzeugnis der lebenden Zellen, der Körperdrüsen, des Darmkanals, der Lungen, der Haut, der Knochen und der Nieren. Unbeschränkte Zufuhr frischer, reiner Luft für die Lungen und gute natürliche Nahrung für den Darm sind die Voraussetzung für gesundes Blut und gute Gesundheit all der verschiedenen Körperorgane. Bei schlechtem Blut werden alle Zellen und Organe entsprechend leiden. Abfallstoffe werden sich ansammeln und die Tätigkeit der Zellen lähmen.« Eine gute Sauerstoffzufuhr ist eines der besten Mittel, die Vergiftung des Blutes zu bekämpfen, ruft uns Are Waerland in seinem Buch »Befreiung aus dem Hexenkessel der Krankheiten« entgegen.

Edgar Cayce sagte in Trance: »Der Tag wird noch kommen, wenn man einen Tropfen Blut nimmt und mit seiner Hilfe den Zustand eines jeden Körpers diagnostizieren kann.«[16] Dieser Tag ist schon da. Nur nimmt die Schulmedizin es nicht an! Da müßte sie ja all die hübschen, blitzenden und strahlenden Geräte abschaffen, womit es sich doch so doll verdienen läßt!

Kümmel reinigt das Blut! Beifuß reinigt das Blut, Gewürznelken ebenfalls.

Bei Überschuß an Leukozyten im Blut kann auch die Milz entzündet sein. Starke Schmerzen am linken Rippenbogen melden das. Nachts Kohlauflagen, morgens Olivenöleinreibungen, empfohlen von Thomas Häberle, helfen.[13] (Am Schluß erwähne ich alle Bücher, die ich benütze. Dann können Sie sich genau informieren.) Ich hatte seinerzeit an dieser Stelle während der Chemo starke Schmerzen und beseitigte diese mit den Auflagen und Einreibungen. Sie können nichts falsch machen, nur die Schmerzen vertreiben. Wenn Sie dann noch viel Hafer essen, verbessern Sie auch noch Ihr Blut.

Häberle sagt weiter: »Blutkrebs ist in den allermeisten Fällen auf Fisteln und Zysten zurückzuführen. Virennester irgendwo im Leib.«[13] Also sollte man sich diese Bücher schon besorgen und nachlesen. Umbringen kann man sich ja noch immer lassen.

Leukämie soll eine geschwulstähnliche Wucherung im Knochenmark, in den Lymphknoten und in der Milz sein. Sie kann also auch durch Röntgen- und Radiumbestrahlung entstehen. Heißt Leukämie immer auch Milztumor? Nachprüfen!

Ich persönlich würde, wenn ich Leukämie hätte, die Wirbelsäule, in der das Knochenmark sitzt, durch Auflagen, Bäder und Einreibungen behandeln, ebenso die Milzgegend und, wie gesagt, dann all das andere, das jeder Tumorkranke machen soll. Tee trinken, Ernährung umstellen. Der Kreislauf wird geschwächt durch Eifersucht, sexuelle Spannung, Bedauern und Reue. Er wird gestärkt durch Loslassen der Vergangenheit, Großzügigkeit und Entspannung.

Um sich wirklich zu finden, sollte man sich das Buch von Dr. John Diamond »Heilende Kraft der Emotionen« besorgen.[2] Dort sind viele Wege aufgezeigt.

Zur Ernährung sei noch gesagt, Hagebuttentee sehr lange genommen ist Gift für das Herz! (Wird jeden Abend in Krankenhäusern angeboten. Also Vorsicht!) Gut für das Blut sind: Frischsäfte aus Brennesseln, Löwenzahn (ist auch ein sehr gutes Lebermittel), Knoblauch, Sanddornsaft und alle roten Säfte, Holunder, Rote Bete, Johannisbeeren etc.

Hier die Zusammensetzung des Tumortees (Tumorplürre), wie ihn Maria Treben empfiehlt:

3 Teile	Ringelblume	(30 g)
1 Teil	Brennessel	(10 g)
1 Teil	Schafgarbe	(10 g)

Pfarrer Kneipp schrieb schon: »Krankheit kommt von unreinen Körpersäften!«

Ohne Herz lebt es sich schlecht

Während der Chemozeit wurde ich bei der Visite immer wieder gefragt: »Haben Sie Schwierigkeiten mit Ihrem Herzen?« Woher sollte ich denn wissen, daß die Chemo auch dort ganze Arbeit leistet?

Wie wichtig gutes Blut ist, habe ich ja schon geschildert. Blut, Kreislauf und Herz hängen zusammen. Also muß ich noch ein wenig über unser wichtigstes Organ sprechen. Detlefsen schreibt: »Es gibt Heilung bei Krebs: Durch Liebe! Das Herz ist das einzige Organ, das vom Krebs nicht befallen werden kann. Für uns ist das Herz der Sitz der Liebe!«

Man sagt auch, rot wie die Liebe! Die Farbe Rot regt in der Tat die Herztätigkeit an. Von Rudolf Breuss habe ich gelernt, daß gute Nagelmonde eine gesunde Herzkraft anzeigen. Man kann sich also selbst überprüfen. Ernst Issberner-Haldane schreibt: »Personen, die aus Berechnung heiraten oder zuviel vom Partner verlangen, werden herzleidend.«[17] Das ist doch nachdenkenswert, nicht wahr?

»Eine ausreichende Blutzufuhr zum Herzmuskel sorgt für einen guten Gehalt an Nähr- und Wirkstoffen, aber auch an Sauerstoff und erleichtert damit dem Herzen die Arbeit.« Wieder erfahren wir einmal mehr, wie wichtig Sauerstoff für unseren Körper ist. Leben heißt Bewegung. »Einmal pro Sekunde dehnt sich das Herz und zieht sich wieder zusammen. Das Blut muß in Ordnung sein, wenn Leistungsfähigkeit und Freude eintreten sollen. Richtige Atmung regt sofort die Drüsen an und ist ein gutes Mittel gegen Kreislaufstörungen und hohen Blutdruck«, schreibt Willi Keller in seinem Buch »Autogene Bio-Dynamik«.[18] Er bietet dafür ausgezeichnete Kurse an (vgl. Adresse am Ende des Buches). In einem Buch von 1886 las ich dann folgendes: »Ja, wenn du ein böser Mensch wärst, der andere maßlos haßt und stets widerwärtige Gedanken und Empfindungen hegst, dann würde ich sagen, deine Angina pectoris ist nicht zu heilen.«

Wichtig zu wissen ist auch, daß Kalzium die Leistungsfähigkeit des Herzmuskels stärkt. Magnesium beugt einem Herzinfarkt vor. Nerven und Kreislauf werden durch die Sojabohne gestärkt. Erkennen Sie, wie wichtig es ist, daß wir unsere Natur in Ordnung halten? Immer wieder ist es die Ernährung, die uns mithilft, gesund zu bleiben oder wieder gesund zu werden. Richtige Nahrung, keine »Produkte«!

Dann durfte ich auch erfahren, daß zuviel oder zuwenig Lachen Herzprobleme anzeigt. Wer sonst nicht viel gelacht hat und es plötzlich tut, der sollte schleunigst mal etwas für das Herz tun. Oder die immer gelacht haben und es plötzlich nicht mehr tun, ebenfalls! Normales Lachen, weder zuviel noch zuwenig, ist gesund und bringt Sauerstoff in den Körper.

Immer wieder stoße ich auf Sätze wie: »Die wirksamste und anhaltendste Art, Blutkrankheiten zu heilen, ist mittels guter und richtiger Nahrung möglich.« Nachzulesen in »Heile dich selbst«.[19]

Peter Schmidsberger schreibt: »In Amerika wird es bereits offen ausgesprochen. Keine Maßnahme, sei es ein Medikament oder eine Operation, hat bisher das Leben von Herzinfarktkranken verlängern können. Innerhalb der ersten sechs Jahre stirbt immer noch genau so ein hoher Prozentsatz wie vor 30 Jahren. Grund? Sie behandeln kranke Blutgefäße anstatt den Herzmuskel selbst. Heute wird über die Wertlosigkeit aller Medikamente zur Durchblutungsförderung offen gesprochen. Dennoch werden sie in riesigen Mengen verschrieben.«[7]

In meinem Buch »Sind wir schon alle Versuchskarnikkel?« bin ich bereits darauf eingegangen. Herzinfarkttod steht bei uns an erster Stelle! Und nichts wird dagegen getan! So etwas lächerlich Einfaches wie die Ernährung kann man doch nicht anbieten! Doch wir Krebspatienten sind ja durch die Behandlungen so kaputt gemacht worden, daß uns gar nichts anderes mehr übrigbleibt, als alles zu tun, um gerade das Herz wieder flottzumachen. Kranke Herzen können nicht mithelfen, dem Krebs die Zähne zu zeigen. Ohne Herz lebt es sich nun mal schlecht.

Untersuchungen haben gezeigt, daß Langschläfer häufiger Herzinfarkte und Schlaganfälle erleiden als Kurzschläfer. Schlafmuffel sind gereizt und unbeherrscht. Das können Sie alles viel ausführlicher in »Der kritische Patient« nachlesen.[7]

Aus der Ajurvedamedizin erfuhr ich, daß Kokosnuß gut für das Herz sei.[20]

Bei D. Sattilaro (»Rückruf ins Leben«, Verlag Mahajiva, Holthausen), der sich selbst durch Ernährung von seinem Krebs befreite, las ich dann: »Arteriosklerose ist charakterisiert durch Fettablagerungen, die die Arterien verstopfen und das Herz umschließen; dies behindert den Blutfluß zu Herz und Gehirn. Das Leiden kann schon im sehr frühen Alter beginnen. Bei Kindern unter zehn Jahren sind Anzeichen dieser Krankheit entdeckt worden. Autopsien an Soldaten, die in Vietnam gefallen waren, haben gezeigt, daß diese jungen Männer durchweg an verstopften Arterien litten, einige von ihnen hatten so starke arterielle Verengungen, daß der Blutzufluß durch Fettablagerungen blockiert war.« Wieder einmal wird darauf hingewiesen, wie schwer die Folgen sind, wenn man sich mit Fleisch füttert! Der

Darm spielt verrückt, die Nieren schrumpfen und das Herz kriegt auch sein »Fett« weg. Wir schlagen wieder mal drei Fliegen mit einer Klappe, wenn wir das Fleisch weglassen.

Und schlägt das Herz des Menschen nicht viel kräftiger und anders, wenn man glücklich ist? Das kann wohl jeder bestätigen.

Vor mehr als 3000 Jahren wurde schon die Zirkulation vom Herzen durch den Körper beschrieben. Es ist also falsch, anzunehmen, daß erst vor 300 Jahren der Blutkreislauf entdeckt worden ist. Ich habe schon des öfteren gesagt, daß alles Wissen schon unendlich lange vorhanden ist. Man braucht weder Tierversuche noch Labors! Man muß nur lesen können! Dann findet man alles Wissen dieser Welt und kann sich danach richten. Übrigens ist es immer Wissen, das keine Nebenwirkungen bringt. Unwissenheit schadet! Immer!

Bis vor kurzem habe ich auch noch nicht gewußt, daß Schlaganfall oder Herzinfarkt in vielen Fällen von einer Nierenvergiftung herrühren. Wenn ich mir das so richtig überlege, kann es nur so sein, daß man Partnerprobleme haben muß, um herzkrank zu werden. Herz bedeutet Liebe, Partner!

Das sind schon einmalige Zusammenhänge, wenn man darum weiß. Vor allen Dingen wird dann alles so klar und logisch. Also immer die Nieren behandeln. Nierentee, Öleinreibungen. Dadurch wird viel Wasser ausgetrieben.

Wieder ist es ein Korn, der Hafer, das hilft, den Blutdruck zu regulieren und es verbessert außerdem auch noch die Qualität des Blutes.

Bei depressiven Leuten ist oft der Blutdruck zu niedrig. Ja, depressive Menschen haben immer Partnerprobleme. Müssen sie doch haben! Partner kann jeder sein, Chef, Nachbarin, überhaupt alle Menschen, mit denen wir etwas zu tun haben. Wir können also an vielen Menschen zerbrechen, wenn wir glauben, daß sie uns schädigen wollen. Das Dumme dabei ist nur, nicht die anderen müssen sich ändern. Ich muß mich ändern! Ich ziehe alles an, was ich »brauche«. Bin ich fröhlich, lerne ich nur fröhliche Menschen kennen. Bin ich negativ, treffe ich negative Menschen. Ich bekomme sozusagen all das zurück, was ich selber ausstrahle. Vergessen Sie nie mehr, alles, was ich aussende, an Worten, Taten und auch an Gedanken, kommt unweigerlich zurück. Nicht sofort! Das wäre ja viel besser für unsere Gesundheit. Denn dann könnten wir uns viel besser daran erinnern. Aus Erfahrung habe ich inzwischen gelernt, je länger das Rad der Gerechtigkeit läuft, um so wuchtiger ist es dann geworden.

Das Herz wird gestärkt durch Liebe und Vergebung!

Liebe fließen lassen. Zu allen Menschen! Auch zu unseren »Feinden«. Das ist das Schwerste überhaupt. Aber glauben Sie mir, ich lerne täglich dazu. Ich krieche auch oft noch durch glühende Asche. Immer wieder komme ich zu dem gleichen Resultat: wenn ich mich endlich geändert habe, ist plötzlich alles so leicht und einfach!

Das Herz schwächt man ganz besonders durch Zorn und Ärger!

Wir machen uns dadurch selbst kaputt, und zwar gründlich! Glauben Sie mir, Gott ist langmütig! Aber wenn man schon herzkrank ist, ist das bereits eine Stufe, wo Gott langsam vorwurfsvoll seinen Kopf schüttelt. Es gibt jetzt nichts mehr, was er so anstupsen kann, damit man endlich aufwacht. Es ist die Endstufe sozusagen! Wenn wir es jetzt noch nicht erkannt haben, was dann?

Das Wort Angina heißt Ärger. Sogar in dem Wort ist die Wahrheit enthalten. Also werden Sie nicht mehr zornig. Zornige Menschen neigen zu Herzerkrankungen.

Man muß lernen, loszulassen, besonders die Vergangenheit. Großherzig werden. Entspannen lernen. Das ist

nicht ganz einfach, wenn es einem in den Fingern krib-
belt!

»Zorn ist ein Unbehagen des Geistes mit der Absicht
nach Vergeltung, nachdem wir verletzt wurden«, schreibt
Dr. John Daimond.[33]

»Wenn das Licht im Herzen aufgeht, lösen sich alle
Probleme. Das Herz als das religiöse Organ des Menschen, als Sitz der Erleuchtung. Weisen und Toren bist du
verpflichtet, dir selbst aber versagst du dich! Besinne dich
und schenke dir wenigstens dann und wann dich selbst!
Entziehe dich hier und da der äußeren Tätigkeit und behalte ein Quentchen deiner Zeit und deines Herzens für
die Selbst-Besinnung«, ruft uns Bernhard von Clairvau
zu.[21]

Ein anderer großer Erleuchteter sagte: »Man will öfters den Leib heilen, statt das kranke Herz. Der Grund,
warum es so selten gelingt, die Menschen zu ändern, ist
der: man fängt beim Äußeren an, und müht sich dann
vergeblich. Würde man den Menschen hingegen den
Schlüssel, der das Innere aufschließt, geben, so würde
sich zugleich auch das Äußere mit Leichtigkeit umbil-
den.« Mme. Guyon.[21]

Wie wahr gesprochen!

Es klingt einfach! Ist aber unendlich schwer! Es wird
leichter, wenn ich weiß, daß kein anderer Weg vorhanden
ist, wenn ich wirklich am Leben bleiben will! Wenn ich
wieder gesund werden will. Die Schulmedizin schneidet
Knoten und Organe aus. Dabei zeigt der Sitz des Kno-
tens, welche »Macke« ich ändern muß. Aber man ver-
schließt die Augen vor den Tatsachen. Wenn auch das
Kranke und Kaputte aus dem Körper ist, glauben Sie
bloß nicht, daß die Schulmedizin damit auch das wirkliche Problem beseitigt hat. Im Gegenteil, jetzt fängt es erst
so richtig an!

Man kann weder das Schicksal noch Gott betrügen!

Sie haben beide sehr viel Zeit.

Wir auch?

Ich kann mich drehen und wenden wie ich will, ich komme immer wieder zu den seelischen Schäden. Es ist wirklich nicht zu übersehen! Ich kann noch so weit rennen, so viele verschiedene Bücher lesen, die wirklich nichts mit Gott zu tun haben, doch letztendlich stoße ich immer wieder auf die Wahrheit. Als ich das endlich erkannte und annahm, trat Ruhe ein. Ich mußte nicht mehr »rennen«. Ich habe ja alles in mir! In meiner Hand liegt es, ob ich gesund werde oder nicht!

Sind die Schäden schon zu gravierend, dann soll ich die Zeit nutzen, mich zu finden! Ich kann Ihnen versichern, es ist eine schmerzhafte Reise zum eigenen Herzen! Krankheit macht ehrlich! Ich selbst kann mich nicht belügen. Nimmt man es an, dann wartet eine sehr schöne Zeit auf einen. In dem Buch »Ich habe Krebs! – Na und?« habe ich als Präambel geschrieben: »Es ist nicht wichtig, wie lange ich lebe, sondern wie ich lebe!«

Minuten können oft zur herrlichen Ewigkeit werden.

Doch sehen wir doch mal weiter. Vielleicht finden wir noch einen anderen Weg, uns gesund zu machen!

Sind Spurenelemente wirklich notwendig?

Zur Ernährung wurde man all die Jahre mit Informationen über Vitamine, Kalorien bzw. Joule vollgefüttert. Wir haben gierig danach gelebt, weil wir ja an die vielen Herrgötter in Weiß glaubten! Sie beleben ja auch die chemische Industrie, die weißen Götter. Wir haben einfach zu spät bemerkt, daß die göttliche Schöpfung ohne Nebenwirkungen das Schlimmste für die Chemie ist, was man sich nur denken kann. Nicht die kleinste Verdienstspanne liegt da drin! Ich habe ja schon in dem Kapitel Ernährung mit dem Zucker ein Beispiel gebracht, wozu Menschen in der Lage sind, um Gewinne zu erzielen.

Zum Glück habe ich noch rechtzeitig erfahren, wie wichtig es ist, daß wir all das wieder zu uns nehmen, was Gott für uns vorgesehen hat, damit wir vollkommen gesund bleiben. Man hat es uns all die Jahre entzogen! Wodurch? Durch die Zerstörung der Ackerböden. Wir nehmen also nicht mehr die lebenswichtigen Spurenelemente über die Nahrung auf. Nein. Es gibt sogar Medikamente, die, sollten wir ein paar davon im Körper haben, die restlichen Spurenelemente auch noch auslöschen. Sie glauben das nicht?

Hat Ihnen Ihr Arzt schon mal gesagt, daß kombinierte Herz- und Abführpräparate dem Körper lebenswichtige Salze, Natrium und Kalium entziehen und somit zu Elektrolytestörungen führen? Dadurch treten Schädigungen des Herzens sowie der Darmschleimhaut auf. Jean Valnet schreibt in der Aromatherapie: »Heute müssen wir immer wieder zugeben, daß das Wissen der ›Primitiven‹ vieles in sich barg, das uns noch unbekannt ist. Zum Beispiel enthält die Asche des Huflattichs 28,23 % Kalium, 2,36 % Natrium, 21 % Kalzium, 8,86 % Magnesium, 1 % Eisen, 4,44 % Phosphor, 26,17 % Schwefel und 7,82 % Kieselsäure.«[3] Diese Zusammensetzung erklärt uns heute, warum Huflattichasche zu den ältesten und besten Heilmitteln bei Brustbeschwerden gehörte.

Die modernen Erkenntnisse bestätigen in den meisten Fällen das Wissen unserer Vorfahren. So haben die Arbeiten über das Silizium gezeigt, daß diese richtig handelten, als sie bei Knochenbrüchen, Mineralmangel und bei Tbc Schachtelhalm verschrieben. Höchster Siliziumgehalt.

Wenn ich so etwas lese, dann frage ich mich immer, woher wußten die »primitiven Menschen« davon? Warum schämt sich die Schulmedizin noch immer nicht, wenn sie so verächtlich darüber spricht? Doch das habe ich sehr schnell erkannt. Menschen, die über etwas verächtlich lachen, spotten, es verhöhnen, haben nie eine Ahnung von der Sache. Aber man verdient mit dem Gegenteil! Sie ahnen ja gar nicht, welch ein Armutszeugnis sie sich selber ausstellen, die Herren Ärzte, wenn sie hohnvoll darüber spotten, ganz besonders vor verzweifelten Kranken, die auf der Suche sind. Wenn auch die einfachen Menschen verstummen, dann heißt das noch lange nicht, man habe gesiegt, sie überzeugt! Ganz das Gegenteil ist der Fall! Über so viel Dummheit lohnt es sich einfach nicht, ein Wort zu verlieren.

Pierre Derlon schreibt über Zigeunerwissen. Unter anderem durfte ich lesen: »Der Mensch ist so, daß er das Arsen als möglichen Todesfaktor und das Kalziumphosphat als aufbauendes Element seiner Knochen anerkennt, den rohen Türkis jedoch anzweifelt, weil dieser über das Fühl- und Meßbare und das, was sich physisch analysieren läßt, hinausgeht. (Die hl. Hildegard von Bingen schrieb ja auch, daß man mit Kristallen und Steinen heilen kann!) Dir mag dies alles merkwürdig erscheinen; das ist eine normale Reaktion. Der Mensch, der zugibt, daß man aus Steinkohle Butter herstellen kann (weil es eine Zeit gab, in der man das tat), der gleiche Mensch wird schwerlich eingestehen, daß es ein natürliches Mineral gibt, das auf ihn ausgleichend wirken kann. Dieser Mensch wird Aspirin schlucken, um seine Migräne, sein Zahnweh zu vertreiben, und wird schon beim Aussprechen des Wortes ›Magnetisums‹ anfangen zu lachen.«[22]

Klären wir uns mal wieder auf, wozu alles gut ist, dann werden wir vielleicht nie mehr darüber lachen! Das ist mir seinerzeit am 8. Mai 1983 vergangen! Aus Dummheit habe ich mich verstümmeln lassen! Das aber soll mir nie mehr passieren! Das habe ich meinem Sklaven Körper feierlich geschworen. Sollte ich ein Zipperlein haben, dann helfe ich ihm richtig.

Phosphor zusammen mit Kalzium und Magnesium bestimmt die Härte und Festigkeit der Knochen. Ohne Phosphor ist kein Leben möglich. Das ist schon erschreckend, wenn man das liest, nicht wahr? Es hat aber auch noch weitere Aufgaben. Es ist zum Beispiel für die Blutgerinnung zuständig. Aber es ist auch sehr wichtig für Gehirn und Nerven. Vielleicht gibt es deswegen so viele Nervenkranke auf der Welt? Man ist ja so intensiv damit beschäftigt, sein eigenes Nest zu vernichten! Experten haben nämlich herausgefunden: Wenn ein Vogel sein Nest nicht sauber hält, stirbt die Brut. Unser »Nest« ist die Erde! Und was tun wir? Was habe ich geschrieben? Ohne Phosphor ist kein Leben möglich!

Was können wir denn jetzt tun, um dem Abhilfe zu schaffen? Wir sind keine Bauern, wir müssen von dem leben, was wir bekommen, werden Sie jetzt verzweifelt stöhnen.

Nicht mehr denken »lassen« ist Nummer eins!

Sie sollten wissen, Sprossen sind neben Algen eine der besten Quellen für Mineralien und Spurenelemente. Fangen Sie an, sich einen kleinen »Garten« Sprossenzucht anzulegen. Dann nehmen Sie täglich lebende Nahrung zu sich. Ganz wichtig für uns Krebspatienten. In den Sprossen ist Kalzium, Magnesium enthalten, und sie haben sogar mehr Phosphor als Fisch. Luzernengrün hat 210 mg Kalzium, 440 mg Magnesium und 12 mg Eisen. Eisenmangel verhindert die Sauerstoffzufuhr im Blut. Schon wieder ein Beweis, wie wichtig die Ernährung ist. Natrium reguliert den Wasserhaushalt im Körper. Man kann ein Zuviel an Vitaminen und Mineralien zu sich nehmen, wenn diese synthetisch hergestellt wurden. Das ist eine böse Sache. Durch Sprossen in der Ernährung kann eine Überdosierung nicht stattfinden.

»Der einzige wirklich nützliche Teil der Arzneiwissenschaft ist die Gesundheitslehre: überdies ist sie weniger eine Wissenschaft als eine Tugend«, schrieb Rousseau um 1900.

Silizium ist ein wichtiger Mineralstoff im Körper. Es hat die Aufgabe, die Energiefelder innerhalb und außerhalb des Körpers zu erhalten. Gleichgewicht bedeutet Gesundheit.

Wir alle haben eine Aura (unsichtbare Körperhülle)! Durch Kirlianaufnahmen auch für die Schulmedizin nachprüfbar. Findet dort also eine Störung statt, können wir sie mit Silizium wieder sensibilisieren.

Eisen sollte lieber mit der Nahrung aufgenommen werden als in Form von Tabletten. Wußten Sie, daß Radieschenblätter sehr eisenhaltig sind? Ich auch nicht! Jetzt futtere ich immer! Radieschen kann man in Blumenkästen selber ziehen.

Ich möchte hier nicht aufzählen, worin überall Eisen

vorhanden ist. Dazu ist dieses Buch nicht da. Ich möchte nur zeigen, wie wichtig bestimmte Dinge für uns sind. Im Grunde genommen findet sich vieles in vielem wieder!

Kalzium ist also für die bioelektrische Übertragung von Impulsen in den Nerven und von diesen auf die Muskeln lebenswichtig. Man hat festgestellt, daß Krebskranke an einem ausgeprägten Kalziummangel leiden. Schon 1948 stellte man fest, daß die Gemüse durch künstliche Düngung weniger Kalzium enthalten. Man hat aber fröhlich weitergemacht! Wußte man denn wirklich nicht um die Spätfolgen bei den Menschen? Ich frage mich verzweifelt, was studieren eigentlich die Wissenschaftler an den Hochschulen, wenn nicht die Wahrheit?

Kalzium ist sehr wichtig für uns. Es ist in allen grünen Gemüsen enthalten. Vitamin D fördert die Aufnahme von Kalzium. Es trägt auch zur Knochenbildung bei sowie zur Steuerung des Zellstoffwechsels und zur Weiterleitung von Impulsen in den Nervenbahnen. Kalzium trage mit zur Arterienverkalkung bei, sagt die Schulmedizin, doch das Gegenteil ist der Fall. Wenn Kalziummangel besteht, löst der Organismus Kalk aus den Knochen. Wirsing hat z. B. 28 % Kalzium, dagegen enthalten 100 g Sesamsprossen 1025 mg Kalzium. Ein halber Liter Milch enthält nur 500 mg Kalzium.

Kalziumtabletten, die anorganisch sind, sind sehr gefährlich. Sie verursachen geschwollene Gelenke.[19] Also, bei Kalziummangel zehrt der Körper seine eigenen Knochen auf, um den für die inneren Körpersäfte notwendigen Kalk zu beschaffen. Auch die Zähne werden »angeknabbert«! Oft ist Kalziummangel auch die Ursache mancher Erkrankungen wie Blutarmut, Säurevergiftung, nervöse Entkräftigung und Tbc. die Nebenschilddrüsen regulieren den Kalziumhaushalt. Auch sie werden in der Regel bei Krebs bestrahlt. Na ja!

Magnesium ist als Anti-Streß-Mineral besonders wichtig. Es beeinflußt die Impulsleitung in den Nerven, und sogar manche seelische Funktionen werden damit positiv unterstützt. Leider ist schon ein sehr großer Magnesiummangel verbreitet. Wenn der Magnesiumhaushalt in Ordnung ist, kann man auch viel mehr Lärm und Streß aushalten. Also ist es in unserer heutigen Zeit ganz besonders wichtig. Industriearbeiter, Menschen, die sehr viel Lärm ausgesetzt sind, sollten besonders darauf achten, daß sie genug Magnesium bekommen. In Weizenkeimen befinden sich 308 mg, in Vollreis 200 mg. In Luzernengrün sind sogar 440 mg Magnesium. Magnesiummangel kann Muskelkrämpfe und Müdigkeit sowie Depressionen auslösen. Da wir Krebspatienten besonders viel seelischem Streß unterworfen werden, ist es schon deswegen fast lebensnotwendig für uns geworden, daß wir durch bestimmte Ernährung unseren Magnesiumhaushalt immer in Ordnung halten. Selen ist auch ein Schutzstoff für unseren Organismus und unentbehrlich für die körpereigene Abwehr! Stellen Sie sich das mal vor, liebe Leser, körpereigene Abwehr! Wenn die bei uns wieder voll funktioniert, wie gut können wir dann mit dem Krebs fertigwerden. Selen befindet sich in Hafer, Spargel, Weizen, um nur die wichtigsten Produkte zu nennen. Dabei gilt es immer, das volle Korn frisch zu mahlen. Es müßte endlich alles Korn auf normalen Böden wachsen. Wie gut ginge es uns doch dann wieder! Wie natürlich würde man leben können, ohne ständig darauf achten zu müssen, was darf ich jetzt nicht essen, wenn ich gesund bleiben will!

Zink ist ebenfalls ein Schutzstoff für unseren Organismus. Vor allem ganz wichtig für die Giftausscheidung. Zusammen mit Kalzium arbeitet es in unserem Körper wie verrückt!

Was sage ich täglich am Telefon: »Vergessen Sie nie

mehr, drei süße Mandeln täglich zu essen. Das für immer! Drei Mandeln, nicht mehr!« Das Wissen habe ich von Edgar Cayce! Damals habe ich nur gedacht, als ich las, »wenn man täglich drei Mandeln ißt, kann man gar nicht krank werden«, was für ein Unsinn!

Ich wurde mal wieder eines Besseren belehrt! In Mandeln ist nicht nur Laetril (Spurenelement, wichtig für uns Krebspatienten) enthalten, sondern es befinden sich auch Zink, Kalzium und noch andere Spurenelemente darin. So habe ich mal wieder ein Steinchen für mein großes Mosaik erhalten. Zuckerrüben haben auch einen sehr hohen Zinkanteil! Hin und wieder esse ich also auch Rübenkraut. Es schmeckt vorzüglich!

Sind wir deswegen im Krieg kaum krank geworden, weil man alle Produkte in natura bekam? Wieviel Rübenkraut haben wir essen müssen! Es war der Aufstrich für die Brote. Jetzt weiß ich's. Wir haben im Krieg, wo an allem Mangel herrschte, gesünder gelebt als heute.

Es gibt möglicherweise noch viel mehr über die Spurenelemente zu berichten. Ich habe ja noch nicht alles Wissen »gefunden«. Täglich lese ich durchschnittlich vier Stunden! Ich entdecke das »Wissen« ja immer durch Zufall. Nie weiß ich vorher, welches Buch richtig ist. Ich habe zwar gelernt zu pendeln und frage somit ab, ob das Buch für mich wichtig ist oder nicht. So kann ich die große Anzahl von Büchern in gewisser Weise verringern. Immer wieder stoße ich in Geschäften auf neue Bücher und muß wieder pendeln, und immer wieder sind Bücher darunter, die ich kaufen »muß«! Daheim liegen aber noch viele Bücher, die noch nicht gesichtet sind. So wird der Stoß nie kleiner, im Gegenteil.

Doch ich glaube behaupten zu dürfen, daß auch dies schon für uns sehr wertvoll ist.

Antibiotikaaufklärung ist für Krebspatienten lebenswichtig

Ich erlebe es immer wieder, daß Krebspatienten mit Antibiotika und besonders auch mit Cortison behandelt werden. Was sich da dann abspielt, ist oft eine sehr traurige Sache. Vor allen Dingen deshalb so traurig, weil man die Patienten oder die Angehörigen anscheinend belügt. Ich kann mir einfach nicht vorstellen, daß die Schulmedizin darum nicht weiß.

Man gibt zwar zu, daß die Muskeln erheblich geschädigt werden, streitet aber entschieden ab, daß *alle* Muskeln geschädigt werden. Wenn also der Patient klagt, daß er kaum noch laufen könne, wird ihm versichert, das sei normal. Es würden nur die Beine in Mitleidenschaft gezogen. Doch das Cortison hält sich leider an diese Aussagen nicht. Wie kann es denn auch? Es befindet sich im Körper und nach und nach werden alle Partien »angegriffen«!

Ich mußte mich damit befassen, weil ich immer wieder danach gefragt werde. Bevor ich also etwas Falsches sage, sage ich lieber gar nichts. Doch die Verzweiflung der Menschen ist manchmal so groß, und sie wissen einfach nicht, wo sie sich jetzt noch hinwenden können. Also unterhielt ich mich nicht nur mit Ärzten darüber, sondern ich begann jetzt auch intensiv zu lesen.

Es wurde mal wieder sehr spannend!

Natürlich erhielt ich auch wieder durch »Zufall« – für mich gibt es ja schon lange keine Zufälle mehr, sondern alles ist Bestimmung – die richtigen Bücher.

Antibiotika werden von Mikroorganismen gebildet. Sie

können also andere Mikroorganismen angreifen und unschädlich machen. Es ist daher wichtig, sie vorsichtig anzuwenden, sonst werden auch *gesunde Zellen angegriffen!* Sehr viele Bakterien sind schon resistent geworden, weil man zuviel verabreicht hat.

Ganz besonders bekannt sind Antibiotika dafür, daß sie die Mikroflora im Darm zerstören. Sie machen sozusagen die Abwehr und das Ökosystem des Darms kaputt. Wie schlimm sich das für uns Patienten auswirkt, wissen wir ja schon lange. Der Darm muß gut funktionieren, damit wir überhaupt eine echte Lebenschance haben. Er wird nicht nur durch Bestrahlung und Chemotherapie zerstört, sondern jetzt höre ich auch noch, daß Antibiotika das Ihre dazu tun.

Die Antiobiotika haben im Laufe ihrer relativ kurzen Geschichte nicht nur viel an ihrer Wirksamkeit eingebüßt, sie sind durch den unüberlegten Gebrauch auch *gefährlich* geworden.

Die Antibiotika können auch dem Blut schaden.

Krankes Blut – kranker Mensch!

Auch Vergiftungserscheinungen sind zu befürchten. Dafür ist das Streptomycin (Antibiotika) verantwortlich. Häufig treten Schäden des Nervensystems und des Hör- und Gleichgewichtssinns auf. Auch für Lethargie sowie Atembeschwerden ist es verantwortlich. Darunter leiden die Patienten besonders häufig und erleiden so schon viele kleine Tode vor dem Sterben.

Es ist nachgewiesen worden, daß Antibiotika zu Nierenvergiftungen führen können.

»Durch den unsinnigen Gebrauch von Medikamenten, den zu viele Ärzte gemacht haben und immer noch machen, haben sie den Segen dieser Medikamente *verraten*, sind zu Folterern und Mördern geworden, obwohl diese Mittel ursprünglich zur Heilung, zumindest Linderung bestimmt waren.« Dies sagt der Franzose Jean Valnet, ein hervorragender Arzt übrigens.[3] Er wird in Frankreich stark angefeindet, da er es wagt, die Wahrheit zu sagen. Aber nicht nur er sagt es in seinem Buch. Dieser Tage kam mir das Buch »Die Antibiotika und ihre Schattenseiten« von Joseph Zinszius auf den Tisch. Das Buch ist 1954 erschienen. Als ich es las, wurde mir hin und wieder richtig übel! Aber man kann darüber auch in Büchern neueren Datums lesen. Ich will damit nur beweisen, daß man schon sehr lange um die Gefährlichkeit weiß, aber noch immer geht man recht unbekümmert damit um.

Wußten Sie übrigens, daß ein goldener Ohrring besseres Sehen bewirken kann? Ständige Halseiterungen verlieren sich, wenn Sie einen goldenen Ohrring tragen! Gold und Silber besitzen nämlich eine bakterientötende Ausstrahlung! Ist das nicht eine interessante Sache? Man kann es sogar sehr leicht nachprüfen, indem man einen echten Gold- oder Silberlöffel in ein Gefäß mit bakterienverseuchtem Wasser steckt. In etwa einer halben Stunde ist das Wasser völlig keimfrei. Dieses Wissen habe ich bei den alten Kelten gefunden.

Weiß die Wissenschaft darum? Wenn ja, wird sie es sicherlich nicht an die große Glocke hängen! So einfach heilen, und sei es auch eine Halseiterung, das gibt es nicht. Wir Ärzte haben nun so lange studiert, und jetzt wollen wir unseren Lohn haben!

Gerade der Mißbrauch von Antibiotika hat entscheidend zur Anfälligkeit von Halsinfektionen beigetragen. Wenn man Halsschmerzen hat, bedeutet das seelisch, man will einfach nicht mehr reden. Man ist müde geworden. Viele in diesem Land sind schon müde geworden, besonders die Rufer in der Wüste. Sie werden nur mit Hohn und Spott bedacht. Nicht einer denkt mal darüber nach, daß diese Menschen in der Regel gar nichts davon haben, ob man es nun tut oder nicht. Können Sie mir vielleicht einen Grund nennen, was ich davon habe, wenn Sie jetzt nach diesen Ratschlägen leben oder nicht?

Wir alle wissen doch aus Erfahrung, daß gerade die bequemen Lutschtabletten so häufig verschrieben werden. Auch ich habe sie früher fleißig genommen. Kratzen im Hals, Tablette lutschen! Einfacher geht es nun wirklich nicht. Nur das Kratzen ging oft gar nicht weg. Das war schon ärgerlich. Als ich mich in der Chemophase befand, wußte ich, noch mehr Giftzeug und mein Körper bricht zusammen. Also habe ich die schwerste Grippe, die ich je hatte, ohne »alles« auskurieren müssen. Ich hatte mich eh damit abgefunden und gedacht, das war es also! Das packt mein armer Körper nicht mehr. In »Ich habe Krebs – Na und?« habe ich es ausführlich beschrieben, wie ich mich heilte. Grenzenlos meine Verblüffung, daß es klappte!

Vergessen Sie, liebe Leser, also nie mehr, durch Lutschtabletten vernichtet man die Erreger nicht gründlich genug, so daß sich Stämme heranbilden können, die gegen diese Medikamente widerstandsfähig sind. Das bedeutet dann, daß der Arzt immer höhere Dosen nehmen muß. Früher kam er etwa mit 5000 Einheiten aus. Heute muß er schon 20 Millionen Einheiten geben! Er hat sozusagen das wertvolle »Pulver« sinnlos verschossen.

Und wie unser armer Körper damit fertigwerden soll, darüber wird gar nicht nachgedacht. Wir sind ja nur Patientengut.

Weiter durfte ich dann lesen: »Der Mißbrauch der Antibiotika hat dazu geführt, daß sich heute eine ganz andere Form von Erregern breitmacht als früher.«[7]

Diesen Satz muß man sich erst einmal wieder richtig zu Gemüte führen. Durch die Antibiotika, die zum Segen der Menschheit »erfunden« worden sind, sind also ganz neue Krankheiten aufgetreten! Doll, was? So wird man ja nie arbeitslos. Gar nicht mal schlecht, wie die Schulmediziner durch die Nebenwirkungen von Chemo und Bestrahlung nie arbeitslos werden. In der Naturmedizin ist das anders. Da bleiben keine Nebenwirkungen zurück. Gott heilt ohne Nebenwirkungen. Er liebt uns ja auch!

Antibiotika hätten so etwas wie lebensrettend bleiben können, wenn man sie nur im äußersten Notfall benutzt hätte. Doch man tat es nicht, und so sind die Mediziner ständig dabei und zerstören jene Bakterien im Darm, die zum Beispiel das Vitamin B_6 beisteuern. Verhindern so also die Biosynthese von B_3 und erzeugen schwere iatrogene Depressionen.[7]

Wenn ich zwischendurch mal ein wenig »wissenschaftlich« werden muß, so deshalb, weil auch Ärzte meine Bücher lesen. Ich trage Wissen zusammen und führe es in einfacher Sprache auf, damit man endlich den Sinn erkennt! Die Bücher sind oft viele hundert Seiten lang und so gespickt mit Fremdwörtern, daß selbst Ärzte hin und wieder nachschlagen müssen, um die Sätze wirklich verstehen zu können. Außerdem sind sie manchmal so verschachtelt geschrieben, daß ich mich frage, was das eigentlich soll? Will man gar nicht wirklich warnen? Oder will man zeigen, schau mal, so schlau bin ich! Ist das nicht ein Superbuch!

Ich habe jedenfalls ein wenig geschmunzelt, als ich merkte, daß Ärzte mir manches gar nicht so schnell erklären können. Wie Sie, liebe Leser, aber sehen, bin ich doch noch zu meinem Wissen gekommen! Man muß nur Geduld haben.

Doch sehen wir mal weiter, was ich noch alles »gefunden« habe! Ich habe ja nicht nur die »rabenschwarzen« Berichte bekommen, sondern auch anderes Material. Wie das mit dem Gold und Silber!

Bei Pater Häberle durfte ich noch folgendes finden: »Die Stoffwechselprodukte lebender Bakterien, Pilze und höherer Pflanzen sind nämlich imstande, das Wachstum der infizierten Mikroben zu hemmen.«[13] Fein, was?

Neulich lernte ich einen jungen Mann kennen, dem ich beibringen wollte, wie man durch Armtesten alles austesten kann, was für einen gut ist und was nicht. In »Sind wir schon alle Versuchskarnickel?« habe ich dies beschrieben. Es klappt wirklich. Versuchen Sie es, und Sie können sich und Ihre Angehörigen ständig selbst testen. Dieser besagte junge Mann war an die 30 Jahre alt, sehr groß und kräftig gebaut. Ich hatte also meine Mühe, mit meiner Hand sein Handgelenk zu erreichen. Doch es klappte! Man testet ja zuerst immer ohne Testmaterial, man hält also noch nichts in der Hand. Wenn man leer testet, heißt das, ich will wissen, wie stark der Muskel der Person ist. Ich rechnete also mit einer sehr starken Versuchsperson und freute mich schon darauf, weil es die Menschen dann viel schneller glauben, wenn ich kleine schwache Person den Arm des starken Mannes ganz leicht herunterdrücken kann, wenn ich ihm schwächende Lebensmittel in die andere Hand gebe. Genau das Gegenteil war hier dann der Fall! Beim Leerlauf ging der Arm schon leicht herunter. Ich war fassungslos. Das war noch nie dagewesen, daß bei einem Leerlauf der Arm wie »Butter« heruntergeht! Ich versuchte es noch einmal. Das gleiche Ergebnis. Dann holte ich mir eine sehr »zarte« Person von den Anwesenden und versuchte es bei ihr. Der Arm blieb oben! Die Person war stark. Jetzt wußte ich also, daß es an der Person lag! Ich blickte den jungen Mann verdutzt an und fragte ihn: »Sind Sie vielleicht im Augenblick krank?«

»Ja!« antwortete er.

»Nehmen Sie Tabletten?«

»Nein, ich nehme keine Tabletten, aber ich bekomme Cortison!«

Ich »flippe« nicht schnell aus. Das kann man mir wirklich nicht nachsagen. Zornig werde ich noch weniger! Da muß es schon ganz dick kommen! Doch jetzt flippte ich buchstäblich vor Zorn aus. Ich fragte: »Wissen Sie um die Gefährlichkeit des Cortisons?«

Er schüttelte den Kopf.

Da konnte ich einfach nicht mehr halten und sagte: »Wer heute noch so bedenkenlos Cortison gibt beziehungsweise nimmt, der gehört an die Wand gestellt.« Man kann wirklich nicht behaupten, daß man nicht um die Gefährlichkeit weiß! Auch als Patient muß ich es langsam wissen! Dazu wird einfach schon zu oft darüber gesprochen.

Dann gab er es kleinlaut zu und gestand, daß er schon seit einiger Zeit eine sehr starke Schwächung in den Armen verspüre. ». . . aber mein Arzt hat gesagt, das bleibt nur bei den Armen und es ginge auch wieder weg.«

Ich habe es mir zur Lebensaufgabe gemacht, Krebspatienten zu beraten und aufzuklären. Weil sie durch die Angst an den Rand der Gesellschaft gedrückt werden. Sie sind in ihrer Lage so tief geschockt, daß sie jetzt nicht mehr herumrennen können, um sich gründlich überall zu informieren. Sie müssen schnell und verständlich das notwendige Wissen erhalten.

Dieser junge Mann war kein Krebspatient.

Er hatte übrigens studiert und war zur Zeit arbeitslos. Also besaß er auch noch genügend Zeit, um sich informieren zu können. Ich habe nichts mehr gesagt! Gar nichts!

Aus meiner Wut wurde absolute Gleichgültigkeit.

Außerdem wollte er krank sein! Glaubte, so alles behalten zu können!

Cortison! Man hüte sich vor diesem Wort! Es trägt viele Gesichter! Lassen Sie sich nie Cortison spritzen. Auch in der Praxis und in den Krankenhäusern haben Sie ein Recht darauf, vorher den Beipackzettel lesen zu dürfen! Wenn man es Ihnen verweigert, verweigern Sie die Spritze!

Wenn man einmal damit angefangen hat, darf man noch nicht einmal sofort wieder damit aufhören. Dann würde das ganze System evtl. sofort zusammenbrechen.

Begreifen Sie endlich, daß besonders solche Personen extrem pilzgefährdet sind, die lange Zeit Antibiotika, Cortison oder die Antibabypille genommen haben? Die Pilzerkrankungen nehmen erschreckend zu! Wir befinden uns ja auch im *Atompilzzeitalter*. Was habe ich geschrieben? Der liebe Gott stupst immer da, wo es weh tut!

Die Menschheit setzt riesige Pilze! Also mahnt Gott durch winzige Pilze, damit aufzuhören! Sie finden diesen Vergleich lächerlich? Glauben Sie jetzt, was können mir ein paar Pilze tun? Sofort denken Sie an Fußpilze. Ist es nicht so? Dieser Vergleich ist doch nun wirklich lächerlich!

Lachen Sie auch noch, wenn Sie jetzt lesen, daß jährlich 25 000 schwere *innere* Pilzinfektionen in Deutschland auftreten? Jeder vierte Patient *muß* daran sterben! Und woran stirbt er dann? Oft durch Zusammenbruch der Darmabwehr!

Lachen Sie immer noch?

Es gibt keinen unbarmherzigen Gott! Auch keinen, der Rache will! Nein, wir richten uns selbst!

Pest entstand durch die Unreinheiten in den Gassen und Häusern des Mittelalters. Man warf ja den Kot auf die Straße! Ganz Europa war sozusagen zu einer einzigen Senkgrube geworden! Daraus entstanden die großen Seuchen. Man hörte auf, eine Senkgrube zu sein, und die schrecklichen Seuchen gingen vorbei! Erst wenn wir aufhören »Pilze« zu werfen, erst dann werden auch all die anderen schrecklichen Krankheiten dieses Zeitalters aufhören.

Wenn Sie das Wort Cortison von Ihrem Arzt hören, müssen Sie damit rechnen, daß bei dessen Anwendung auch Durchbrüche von Magengeschwüren die Folge sein können, eine nicht erkannte Tuberkulose beim Wachstum unterstützt und psychische Erkrankungen ausgelöst werden können. Und bei Rheuma hat die Behandlungsform nur aufschiebenden Charakter und verschleiert die Symptome. Glauben Sie ja nicht, Sie können Ihr Schicksal überlisten! Keine Schmerzen, keine Probleme mehr! Nun, wenn das Ihre Meinung ist, respektiere ich sie. Ich wünsche Ihnen dann nur von Herzen, daß es anschließend nicht gar zu grausam wird.

Immer wieder las ich bei meinen Nachforschungen, daß vor dem Mißbrauch der Cortison-Präparate gewarnt wird. Sie sind eine sehr große Krebsgefahr! Wenn man nicht hören will, muß ein Mittel zum Zweck dienen und somit etwas auslösen, damit man endlich aufwacht! Oft ist es dann schon zu spät! Der Körper ist ja dann nicht nur vom Krebs befallen, sondern auch von Cortison verseucht und liegt damit in den letzten Zügen! Sich dann noch einmal aufzurichten, dazu gehört unmenschlicher Wille!

Noch einmal: Durch Cortison werden die Krankheitssymptome nur unterdrückt, und zwar auf sehr gefährliche Weise, denn Cortison blockiert die Abwehrkräfte des Körpers! Darum kommt man auch so schwer an die Ursprungskrankheit durch Naturmedizin.

Peter Schmidberger schreibt in »Der mündige Patient«: »Es ist ähnlich, als würde man statt der Verbrecher die Polizei einsperren, um die lästigen Begleiterscheinungen der Verbrechensbekämpfung zu vermeiden.[7]

Der Einsatz von Cortison und anderer Medikamente, die die *Abwehrkraft* des Organismus unterdrücken, kann *bei Jugendlichen im Entwicklungsstadium sehr nachteilige Folgen haben*.

Penicillin und alle Antibiotika können Zwischenfälle auslösen. In den Jahren 1953–57 wurden schon Hunderte von Publikationen darüber veröffentlicht. Therapie-zwischenfälle sind an der Tagesordnung.«

Publikationen, liebe Leser, bedeuten, daß in Fachblättern für Ärzte Aufsätze ausführlich darauf hinweisen und warnen! Niemand, also kein Arzt kann mehr behaupten, er wisse nicht um die Gefährlichkeit dieser Medikamente!

Den Kelten war bekannt, daß angeschimmeltes Brot eine große Heilwirkung hat. Das ist auf dem Lande noch bis in unsere Neuzeit bekannt gewesen. Heutige Wissenschaftler wie Dr. Thydall und Flemming haben dafür *jahrelang geforscht,* was die Landbevölkerung damals als selbstverständlich hinnahm.[23] Jahrtausende mußten vergehen, um so umfassende Kenntnisse zu erwerben. Es waren stets nur mündliche Überlieferungen.

Also hat uns auch hier der liebe Gott nie verlassen! Selbst für »Penicillin« hatte er auf ganz natürliche Weise gesorgt!

Wie heißt es doch so schön im Gebet: ». . . unser täglich Brot gib uns heute!« Damit hatten wir dann auch schon alles, was wir brauchten, sollten wir mal ernsthaft erkranken! Nicht nur das tägliche Brot erhielten wir immerdar, sondern auch noch das Wissen um diese Heilkraft. Woher hatten sie es nur, diese »dummen« Altvordern, worüber mancher nur spöttisch die Mundwinkel nach unten ziehen kann? Hatten sie es vielleicht von höchster Stelle erhalten? Durch ihre reinen Priester? Bekamen sie das Wissen von Gott?

Und wie ist das heute?

»Unser täglich Brot gib uns heute!«

Wir können vor lauter Angeboten gar nicht mehr entscheiden, welchen »Gaumenkitzel« wir denn jetzt wieder kaufen sollen. Leider ist das moderne Brot nie ein »Gaumenkitzel« gewesen. Das heutige Brot ist chemisch behandelt und durch Kunstdünger gestört. Darum kann man den heutigen »Schimmel« nicht als Antibiotikum essen! Wir haben die Erde vergiftet, wir vergiften das Brot, wir vergiften uns selber!

Gott braucht noch nicht mal einzugreifen, um seine Erde vor den Menschen zu beschützen! Wir rotten uns schon ganz alleine aus! Es ist nur eine Frage der Zeit.

Wir wundern uns heute nicht mehr, wenn man in den alten Prozeßakten nachlesen kann, daß früher jemand 18 Jahre im dunklen Kerker bei Wasser und verschimmeltem Brot überleben konnte! Er besaß nebenbei die beste Medizin! Dieses Wissen habe ich bei den Kelten entdeckt.

Aber nicht nur im verschimmelten Brot kann man Penicillin finden.

Tonerde galt bei dem fahrenden Volk, also den Zigeunern, als Penicillin. Der Ton besitzt auch Radioaktivität. Soll seit der Antike schon bekannt gewesen sein. Wildlebende Tiere im Walde wissen das auch. Ton soll deswegen nur in Holzgefäßen eingesammelt werden. Tiere benutzen ihn als Wundstillmittel. Man soll ihn feucht auftragen, dann entwickelt sich erst das Penicillin. Eine unterbrochene Behandlung mit Tonerde kann wie Gift wirken und schlimme Schmerzen bereiten. Also ganz durchführen, bis der Schaden behoben ist.

War es nicht Priessnitz, der durch das Beobachten der Tiere im Walde zu seinen sensationellen Ergebnissen kam?

Die Zigeuner besaßen ein uraltes, sehr wertvolles Wissen! Waren sie deswegen so verhaßt? In ihren Büchern lesen zu dürfen war mit das Schönste auf meiner Suche. Welch ein Schatz von Wahrheit und Wissen!

Mußten deswegen die Zigeuner den Kräuterhexen folgen? Wer wirklich heilen kann, hat auch Macht, so glauben es die Regierenden! Wer wirklich heilen und helfen will, dem geht es nie um Macht! Über eigenem Schmerz, über eine tiefe Leidenszeit gelangt man dahin, anderen zu helfen, weil man selbst auf wunderbare Weise Hilfe bekam.

Dr. Kieth schreibt: »Wird einer mit Penicillin ›geheilt‹, dann ist die Behandlung ›wissenschaftlich anerkannt‹, obwohl es bis *heute* keinen klinisch kontrollierten Wirksamkeitsnachweis für Antibiotika gibt. Der Heilerfolg mit einem Naturmittel ohne Nebenwirkungen hingegen zählt nicht. Weil angeblich kein kontrollierter Wirksamkeitsnachweis existiert, obwohl oft viele ärztliche Erfolgsbeurteilungen vorliegen.«[7]

Sie sehen, man will es nicht wissen! Man sperrt sich so vor einem jahrhundertealtem, ich behaupte sogar, jahrtausendealtem Fachwissen. Haben Sie schon mal nachgedacht, wie alt unsere »Schulmedizin« ist? Wenn es hochkommt, gerade 100 Jahre!

Wieder erfahre ich dann etwas Tolles! Ozon hat eine stark bakterientötende Wirkung, die oftmals sogar den Penicillinen überlegen ist. Es wurde schon 1840 entdeckt.[14]

Ozon ist ja für uns Krebspatienten schon bekannt. Wie Sie sehen, schlagen wir mal wieder zwei Fliegen mit einer Klappe! Deswegen also so gute und schnelle Erfolge!

Seit ich Oma geworden bin, interessiere ich mich auch für Kinderheilkunde. Was lese ich da: »Bei Scharlach gibt es Nachteile durch Penicillinbehandlung. Es bildet sich kein bleibender Krankheitsschutz. Daher sind mehrfache Erkrankungen an Scharlach möglich, wenn dieser mit Penicillin behandelt wird.« Bekannt ist das seit 1962. Zumindest ist das Buch zu der Zeit erschienen. Pfarrer Harzenmoser schrieb das im Gesundheitsbuch![24]

Sie sehen also, der Streifzug hat sich wieder einmal gelohnt! Ich habe vollständig darauf verzichtet, hier Tragödien zu beschreiben! Davon liegen genug vor, mir wurde zum Teil übel beim Lesen!

Eines frage ich mich schon die ganze Zeit: Warum gibt

man überhaupt noch Antibiotika, Cortison, Penicillin und wie sie alle heißen? Warum?

Sie *verschleiern* nur den Zustand! Sie helfen mit, daß der Mensch kränker als krank wird und kaum mehr aus seinem Loch herauskommt!

Wenn man es zuläßt, daß sein Zustand »verschleiert« wird, indem man sich die Schmerzen nehmen läßt, glauben Sie mir, der Schaden bleibt!

Gott kennt all unsere Macken! Ich darf sogar behaupten, daß er diejenigen leiden läßt, die er besonders liebt. Er gibt sich unendlich viel Mühe, uns darauf aufmerksam zu machen, was wir ändern müssen!

Nehmen wir Krankheit nicht als Schicksal oder Schmerz und Unglück an, sondern sehen darin einen frohen Boten! Wenn Sie das erkennen, kann der Schmerz leicht zu einem Lustempfinden werden. In der Liebe kann man sich finden!

Reinigen Sie zuerst Ihre Leber und Sie werden langsam verstehen, was ich damit sagen möchte.

Gesunder Stoffwechsel – unsere große Chance

Im ersten Buch habe ich schon ausführlich über den Stoffwechsel geschrieben. Ich glaubte alles zu wissen, doch dann erhielt ich so viel Material über dieses Thema, daß ich einfach nicht daran vorbeikomme. Wissen Sie, daß wir alle sieben Jahre ein neuer Mensch werden? Darin liegt die ganz große Chance, wieder gesund zu werden! Aber das können wir nur erreichen, wenn wir selbst mithelfen, daß es zu einem gesunden Stoffwechsel kommt. Das wird oft stark verhindert.

Also möchte ich Sie nicht mit langen Vorreden aufhalten, sondern hören wir doch mal, was man dort alles gefährden kann!

Haben Sie schon gelesen, daß Wissenschaftler monokulare Antikörper züchten? Sie meinen, daß in ihnen die »Zukunftsmedizin« liegt. Dabei »vergessen« sie zu erwähnen, daß sie auch Furchtbares anrichten können. Sie können ihre Opfer, also den Menschen, buchstäblich »zerfleischen«. Die gezüchteten Antikörper sollen den Feind, sprich Krankheit im Körper, »auffressen«. Nur werden sie nicht aufhören zu fressen, wenn es keine Feinde mehr gibt. Alle Antikörper wieder aus dem Körper rauszuholen, ist einfach nicht mehr möglich.

Der Organismus kann auch gegen die eigenen Zellen Antikörper bilden. Warum er das tut, ist noch nicht bekannt. Bei Muskelschwäche zum Beispiel werden die Schaltstellen zwischen Nerven und Muskeln gestört. Nervensignale erschlaffen, was schließlich durch Versagen der

Atemmuskulatur zum Erstickungstod führt. Der Reeder Onassis ist daran gestorben. Haben wir nicht schon bei den Spurenelementen gelesen, welche Funktionen übernommen werden? Wir wissen ja jetzt auch, daß die gewöhnliche Nahrung nicht mehr genug Spurenelemente enthält (Verseuchung unserer Ackerböden). Wir richten uns mal wieder selber![9] Die Schulmedizin sagt: »Den Grund von Stoffwechselerkrankungen bei der falschen Ernährung zu suchen, ist einfach lächerlich. Also sagt man lieber, der Grund ist noch unbekannt!«

Für den Stoffwechsel unterstützend sind bestimmte Kleidungsstücke, sprich Farben: Rote Kleidung erzielt einen wärmenden Effekt. Blaue Farbe wirkt hingegen kühlend. Blau wirkt auch entzündungshemmend und ist gut bei Gicht und Rheuma. Sie sehen also, durch Farben kann man eine Anregung des Zellstoffwechsels erzielen. Rot ist außerdem gut für Knochen und Muskeln, Gelb gut für die Nerven. Grün ist das Symbol des Wachstums.[25]

Das war ein kleiner Abschweifer! Jetzt aber weiter: Ich sagte ja schon, daß innerhalb von sieben Jahren unser Stoffwechsel sämtliche Baustoffe des Körpers, sämtliche Atome und Moleküle, all unsere Zellen ausgetauscht und erneuert hat. Im gleichen Rhythmus aber entwickelt sich auch unsere Seele. Auch sie wird umgewandelt. In dem Alter um 28, 35 und 42 gibt es wesentliche Anstöße im Leben. (Ich erkrankte mit 42 Jahren.) Also Einbrüche oder Krisen, die das Leben in eine neue Bahn lenken. Die Jahre 28 und 56 sind der größte Wendepunkt im Leben eines Menschen.[25]

Wenn Sie noch etwas für Ihren Stoffwechsel tun möchten, dann trinken Sie doch Brottrunk. Aber vorsichtig damit umgehen! Nicht so viel, wie angegeben ist! Zwei Schnapsgläschen pro Tag genügen vollkommen. Doch das für immer!

Wichtig zu wissen ist auch, daß unsere roten Blutkörperchen nur vier Monate leben. Jede Sekunde werden also rund 2½ Millionen neu gebildet. Bedenken Sie eines, Schmerz ist der Schrei des Gewebes nach Energiedurchflutung! Willi Keller schreibt: »Auch die beste und gelungenste Operation beweist nur, daß der Arzt die Krankheit nicht heilen konnte. Untätigkeit schwächt, Überanstrengung schädigt. Übung kräftigt. Mit der körperlichen Bewegung und der Aktivität wird auch der Strom der Körpersäfte, z. B. Blut, Lymphe sowie der Stoffwechsel, stark angeregt. Denken wir daran, daß das Blut sämtliche Körperzellen, ja sogar den Zahnschmelz mit Sauerstoff sowie allen erforderlichen Nähr- und Wirkstoffen versorgen muß.«[18]

Neid, Haß, Ärger, Furcht und Angst stören den Chemiehaushalt des Körpers und haben Stockungen und Verkrampfungen zur Folge. Herr Keller lehrt eine wunderbare Bio-Dynamik. Ich mache ungern Reklame, aber hier kann ich wirklich sagen, für uns Krebspatienten ist das eine großartige Sache, wenn man es lernt. Man kann sich dadurch wirklich regenerieren. Möchten Sie also mehr darüber erfahren, ich schreibe am Schluß die Adresse auf.

Ja, dann las ich einen wundervollen Satz, den ich jedem Menschen zurufen möchte. »Man muß die Tatsache respektieren, daß nicht nur Krankheit ansteckend ist, sondern auch Gesundheit und Frische!«

Wiederum stoße ich auf das Vitamin E, da es von großer Bedeutung beim Zellstoffwechsel ist. Es beeinflußt Muskelschwund und ist wirksam als Leberschutzstoff. Aber immer daran denken, stets über die Ernährung zu sich nehmen, damit keine Überfütterung stattfinden kann.

Bei jedem Krebs liegt eine Stoffwechselstörung vor. Würde man also den Stoffwechsel ständig beobachten, könnte gar kein Krebs entstehen. Dann erst ist eine echte

Krebsvorsorge möglich. Wird eine Störung des Stoffwechsels behoben, klappt auch wieder die normale Körperabwehr, und der Krebs wird im Entstehen gehindert. Mit anderen Worten, wenn man immer basisch ißt, findet eine Übersäuerung und damit Störung des Stoffwechsels erst gar nicht statt. Leider achtet die Schulmedizin nicht darauf. Sie konzentriert sich nur auf den Krebs. Nachgelesen in der Bio-Medizin.[26]

Achten Sie selber darauf. Wenn Sie gespaltene Haare oder Schuppen haben, haben Sie auch Leberprobleme. Also zuviel tierisches Eiweiß.

Jetzt kommt etwas, das ich selbst auch erlebt habe. »Wenn man also anfängt, sich zu reinigen, alles macht, dann kann es zu einer sehr schmerzhaften Ausscheidungsphase kommen. Das ist nicht zum Lachen und man muß schon für ein paar Tage die Zähne zusammenbeißen. Dieser Prozeß beginnt gewöhnlich mit Schmerzen. Sie beginnen in der Nackengegend, bewegen sich dann nach unten und oben. Arme, Beine, der ganze Körper, bis zum Kopf. Das ist dann für gewöhnlich die letzte Schmerzphase. Oft endet sie auch mit reichlich viel Schleim, der durch die Nase abgesondert wird. Aber auch Erbrechen, Durchfall, Fieber. Wenn das eintrifft, dann findet die Ausscheidung sehr schnell statt. Während dieser Zeit wird auch alter Stuhl abgestoßen, schwarz, der evtl. kleine Steine enthält. Die Haut kann sich auch abschälen. Zu der ganzen Zeit ist das Denken sehr klar.

Zuerst werden in der Leber gespeicherte Bestände angegangen, dann verliert man Fett. Durch Fasten umgekehrt. Die Leber zieht sich also zusammen, wenn man wenig ißt. 10–50 Tage kann man fasten. Nichts zu essen ist keine Belastung.«[19]

Dazu möchte ich bemerken, daß ich selbiges vor einigen Tagen wieder durchmachen mußte. Ich schrieb ja, daß ich jetzt fleißig Möhren esse! Abends drei Stück! Nach ca. drei Wochen kamen bei mir wieder Ausscheidungsprozesse vor. Am 17./18. Juni 1988 habe ich Tag und Nacht fast ausschließlich auf dem »Örtchen« verbracht! O Gott, das war vielleicht was! Ich fing schon langsam an zu schielen. Für Essen war kaum Zeit, also fasten! Nur trinken zwischendurch. Ich glaubte, innerlich auszutrocknen und roch fürchterlich. Ich konnte nur noch staunen, wieviel Dreck herauskam. Da ich mich mal wieder weitab von all meinen Tees befand, ließ ich den Dingen einfach ihren Lauf. Aus Erfahrung weiß ich inzwischen, zwei Tage und zwei Nächte kann man getrost die schlimmsten »Prozesse« über sich ergehen lassen. Auch Fieber! Erst danach wollte ich dann eingreifen, sollte der schreckliche Durchfall nicht aufhören. Aber das brauchte ich nicht mehr. Genau nach zwei Tagen und zwei Nächten war der Spuk vorbei. Ich fühle mich im Augenblick frei. Freier kann man schon gar nicht mehr werden. Mein Denken wurde immer schärfer. Es war zum Teil ein wundervolles Gefühl.

Geraten Sie also nie mehr in Panik! Den Dingen ihren Lauf lassen. Nicht eingreifen! Sie werden sehen, es ist ein tolles Gefühl. Lassen Sie sich nicht in die Irre drängen!

Im Tapetenkleisterbuch habe ich schon über Miso geschrieben. Das ist eine feine Sache. Kann man als Gewürz benutzen, ist sehr stoffwechselfördernd und hilft auch mit, Gifte im Körper an sich zu binden!

Paracelsus schreibt: »Wenn wir vom Standpunkt letzter Erkenntnis aus die Krankheitsursachen beschreiben wollen, so würden wir nur eine einzige Ursache finden, nämlich den Ungehorsam gegen das Gesetz der Natur.« Und der gute alte Hippokrates ruft uns zu: »Die Menschen finden die Heilmittel nicht durch Überlegung, sondern eher durch glücklichen Zufall, und die Fachleute finden keineswegs mehr als die Laien!« Das sagte der Gute schon vor 2500 Jahren!

Dr. Sattilaro, er heilte sich selbst von seinem Krebs, sagt: »Es ist nachgewiesen worden, daß Fett auch den Stoffwechsel des Körpergewebes beeinflußt und die Balance unserer Hormone durcheinanderbringt. Ein Ungleichgewicht von Hormonen führt zu bestimmten Krebsarten.« Da haben wir mal wieder das Fleisch! Für den Darm schlimm, für die Nieren und jetzt auch noch für unser gesamtes Körpergewebe! Wieder drei Fliegen mit einer Klappe geschlagen.

Dann entdeckte ich bei den Amerikanern eine tolle Sache. »Eine Zelle, die gesund bleibt, d. h. frei von Giften ihrer eigenen Ausscheidungen, wird ewig leben. *Sie ist unsterblich. Im Jahre 1911* horchte die ganze Welt auf, als Dr. Alexis Carrel, USA, verkündete, daß es ihm als erstem gelungen sei, lebendes Gewebe auf Glasplättchen des Mikroskops zu züchten und zu beweisen, daß Zellen unseres Körpers auch ganz allein wachsen und gedeihen können, vorausgesetzt, daß sie *richtig ernährt* und ihre Ausscheidungen sorgfältig entfernt werden. Wenn man jedoch die von ihnen ausgeschiedenen Abfallstoffe nicht täglich entfernte, verkümmerten sie bald und starben nach einiger Zeit, trotz guter Ernährung. Ließ man die Zellen aber ein paar Tage ohne Nahrung, beseitigte jedoch sorgfältig ihre Ausscheidungen, wiesen die Zellen keinerlei Zeichen von Entartung auf und erholten sich rasch, wenn man ihnen wieder Nahrung zuführte. Die Zellen aus dem Jahre 1911 wachsen auch heute noch und werden wahrscheinlich unbegrenzt weiterleben. Lebendes Gewebe ist unsterblich, wenn das Reinigungsverfahren vollendet und die Nahrungszufuhr die richtige ist. *Die Zellgewebe sterben nicht an Hunger, sondern an Selbstvergiftung.*« Liebe Leser, haben Sie das richtig verstanden? Seit 1911 weiß also die

Wissenschaft und die Ärzteschaft, daß man ewig leben kann, wenn man zwei Dinge beachtet: richtige Ernährung und ständige Ausscheidung, also richtige Darmentleerung! Man weiß darum und spottet trotzdem über die Ernährung. Es ist einfach unfaßbar! Man hat es wissenschaftlich schon lange bewiesen! Und doch wird es totgeschwiegen, und wir werden weiter mit Chemie »umgebracht«!

Wer will nicht sehr lange und sehr gesund leben? Wir alle! Ich habe dieses Wissen bei Are Waerland gefunden, in einem Buch, das 1953 erschienen ist![1] Doch 1911 hat man es entdeckt! Bekannt ist das Wissen sicherlich seit Tausenden von Jahren! Woher nimmt man eigentlich die Dreistigkeit und behauptet noch heute, täglich höre ich ja davon, daß Ernährung eine lächerliche Sache sei!

Wir müssen dafür sorgen, daß die Schlacken aus dem Körper rauskommen, dann haben wir uns selbst im Griff! Vergessen Sie also nie mehr: »Jede Aktivität, ob es das Schlagen des Herzens oder eine Bewegung der Hand ist, der Gebrauch des Sehvermögens, das Sprechen, das Gehen oder was auch immer, zu allem wird vom Körper Energie verbraucht, und diese Energie hinterläßt das, was man als Asche bezeichnen könnte oder was wir Schlacken zu nennen pflegen. Sie müssen durch die Aktivität der Leber und der Lunge weggeschafft werden. Ohne körperliche Aktivität können auch die Mineralstoffe nicht aktiv werden und bleiben wirkungslos. Der Mensch wird infolge dessen müde und träge!«

Wenn eine Zelle im Organismus zurückbleibt, die ausgeschieden werden sollte, oder eine Zelle vorhanden ist, die sich in einem Zustand der Inaktivität befindet, dann können alle Zellen um sie herum diese eine Zelle *nicht heilen.* Der Organismus muß genügend Lymphe oder Leukozyten produzieren, um sie hinauszubefördern, damit Ersatz an ihre Stelle treten kann! (Ich habe ja den Stoffwechselvorgang ausführlich in »Essen Sie gern Tapetenkleister?« erklärt.)

Auch dieses Wissen habe ich bei Edgar Cayse gefunden.[16] Er rät auch zu sieben Punkten, um den Alterungsprozeß aufzuhalten. Die gleichen Punkte sind auch für Krebskranke von höchster Wichtigkeit.

Sie lauten:
1) Erhaltung der Gesundheit
2) Gleichgewicht zwischen geistigen und körperlichen Aktivitäten.
3) Selbstdisziplin im Gefühlsleben
4) Herausforderung zur Selbstverwirklichung
5) Motivation für ein sinnvolles Leben
6) In Liebe und Freundschaft geben und nehmen
7) Vernünftige Anpassung etwa an gegebene finanzielle Verhältnisse.

Vergessen Sie eins nie mehr: Halten Sie fest an dem Wissen, daß der Körper sich erneuern kann und es auch tut!

Zum Schluß sei noch mal die Heilerde erwähnt. Sie ist in »Ärzte sind nicht allwissend« genau beschrieben. Ich möchte hier noch einmal betonen, sie zieht alle schädlichen Krankheitsstoffe an und bindet sie sozusagen. Die Verdauung wie der Stoffwechsel werden dadurch gefördert.

Doch lesen Sie auch immer wieder in »Ich habe Krebs! – Na und?«, was ich da noch alles über den Stoffwechsel geschrieben habe.

Krebskrankheit ist eine Zerfallserscheinung des Stoffwechsels! Leberschädigung ist das Grundproblem der Krebserkrankung! Im Leberkapitel habe ich aufgezeichnet, warum das so ist. Ich bringe es hier nur noch einmal in Erinnerung.

Erdstrahlen? Quatsch! Wasseradern schädlich? Blödsinn!

So und ähnlich reden nicht nur die Mediziner, die sich nicht aufgeklärt haben, sondern auch viele Millionen Menschen in unserem Lande. Was habe ich gesagt: Wer etwas verächtlich macht, höhnisch darüber lacht, hat keine Ahnung!

Über die Veröffentlichung meines ersten Buches wurde ich dann auch damit konfrontiert! Viele haben mir deswegen geschrieben und mir noch mehr Material darüber zukommen lassen. Das hat mir aber immer noch nicht genügt, und so habe ich mich also wieder auf die Strümpfe gemacht. Denn seit ich weiß, daß praktisch jeder Krebspatient auf einer Wasserader liegt, ist es schon eine ernstzunehmende Sache. Doch ich wollte es mal wieder ganz genau wissen. Ist es ein »neues« Wissen? Wußte man früher vielleicht nichts um deren Gefährlichkeit?

Ich wurde also sehr schnell fündig.

Schon vor ca. 15 000 Jahren weisen alte steinzeitliche afrikanische und andere Feldzeichnungen mit aller Deutlichkeit darauf hin, daß unsere Mutter Erde harmonische wie auch gestörte Feldbereiche damals schon aufzuweisen hatte! Da schau her! Wieder wissen die Primitiven mehr als wir heute alle zusammen!

Vor rund 4300 Jahren erließ der chinesische Kaiser Kuang-Jü eine Gesetzgebung, nach der in seinem Reich kein Mensch ein Haus bauen durfte, dessen Boden *nicht* zuvor von einem Priester oder Arzt auf das Vorhandensein »böser Erdgeister« abgesucht worden war. In Mittelchina gilt diese Verordnung noch heute und ist wahrscheinlich der längste und langlebigste Regierungserlaß der Welt. Der große und im Volk sehr beliebte barmherzige Arzt Paracelsus war ebenfalls Kenner auf diesem Gebiet, da er mehrfach von diesen Störzonen gesprochen hat. Er hat aber auch insbesondere darauf hingewiesen, die echten Erfahrungen von den Selbsttäuschungen zu unterscheiden.[2]

Ja, und dann lese ich, daß der Onyx(Mineral) aufgrund seiner mystischen Entstehungsweise starke Naturkräfte besitzt, die gegen atmosphärische und kosmische Einflüsse wirksam sind. Also auch Einfluß auf die Entstehung von Krankheiten haben soll. Als Folge entsteht jedesmal eine schlechte Blutzusammensetzung, die dann Krankheiten auslösen kann, sagt die hl. Hildegard. Aber auch Pfarrer Kneipp betonte dies immer wieder. Die hl. Hildegard heilte ja mit Edelsteinen![8]

Natürlich besaßen mal wieder die Kelten ein sehr hohes Wissen über Erdstrahlen.[23] Sie erkannten auch in der Natur, wo die aus der Erde hervorbrechenden Strahlen schadeten (Bäume, Sträucher). Sie machten sich Wünschelruten von Haselnuß, Weide oder Birke. Diese Sträucher haben entstrahlende Kräfte und sind gleichzeitig für Erdstrahlen leitfähig. Die Kelten wußten sogar um die Gefährlichkeit von *natürlichen* Kreuzwegen. Auf diesen Kreuzungen gelangen Erdstrahlen zu vielfacher Wirkung! (Manche Stellen auf unseren Autobahnen scheinen auf solchen Kreuzungen zu liegen).

Im Frühjahr und Herbst nächtigen die Zugvögel in Scharen auf natürlichen Kreuzungen. Sie müssen nämlich die innere Radarausstattung aufladen. Finden sie keine solchen Orte, kreisen sie so lange in großen Höhen und laden sich so auf. Bei Brieftauben ist das wissenschaftlich nachgewiesen. Kreuzungen können eine Spannung bis zu 75 000 Volt erreichen.

Die Kelten haben auch Strahlungen nutzbar gemacht. Kultstätten standen nur auf positiven Erdstrahlungen. Dipl.-Ing. Jörg Purner hat es von 1967 bis 1979 an 20 Kirchen in Irland nachgewiesen. Die Strahleneinwirkung macht also nicht nur krank, fanden die Kelten heraus, sondern sie steigert auch die Liebessehnsucht bei Männern! Ist die Strahlung zu stark, erfolgt keine kräftige Samenbildung. Bei Frauen beeinträchtigt sie die Empfängnisfähigkeit. Deswegen schirmten sie das Bett von unten mit Stroh ab. Es ist also die gesündeste Schlafunterlage. Um die Abschirmung noch zu steigern, kamen noch strahlenschluckende Kräuter hinzu. Für Mann und Frau waren das verschiedene Kräuter.

Von oben »schirmte« man sich mit der Mistel ab.

Alles Humbug?

Heute weiß man durch Messungen, daß die Mistel Standorte mit erhöhter Erdstrahlung bevorzugt. Die Mistel selbst wird dadurch aber nicht geschädigt, sondern sie schützt somit die Bäume! Als kleines »Dankeschön«, daß sie dort leben darf?

Wir bewundern also mal wieder Dinge, die die Kelten in grauer Vorzeit schon sehr lange gewußt haben. Jetzt entdecken wir es neu und glauben auch noch, es erst einmal wissenschaftlich nachprüfen zu müssen, ob es auch wirklich stimmt!

Oh, diese Wissenschaftsgläubigkeit! Daran werden wir noch mal alle zugrunde gehen.

Was habe ich geschrieben: »Ein Berg an Diagnostik steht einem Zwerg an Therapie gegenüber!« Während man die ganze Zeit per Diagnostik sucht, an welcher Krankheit man leidet, wird in den Kliniken nichts für die Gesundung des Körpers unternommen!

Das ist auch Wissenschaftsgläubigkeit, die uns langsam aber sicher umbringt!

Aber weiter zu den angeblich nicht vorhandenen Erdstrahlen! Damit die Bienen ihr Gift aufladen und gewinnen können, brauchen sie Erdstrahlen. Wenn sie also frei wählen können, suchen sie immer Strahlen. Früher war in der Nähe der Haustür immer ein Bienenstock. Damit konnten sie also den Erdstrahlungen die schädigende Wirkung entziehen und so zu Helfern der Menschen werden. Alles keltisches Wissen!

Man soll alles, was unter der Erde fruchtet, Knollen, Wurzeln, Zwiebeln, bei abnehmendem Mond in die Erde legen. Kohl, Salat, also alles, was über der Erde gedeiht, bei zunehmendem Mond. Prof. Brown hat elf Jahre lang Experimente durchgeführt. Auch das hängt in gewisser Weise mit Strahlungen zusammen. 15–20 % schnelleres Wachstum, Erntegewinn 25–30 % höher. Wer also mehr darüber wissen möchte, soll sich das Buch über die Kelten besorgen. »Wiederkehr der Kelten«, Knaur Verlag.

Schon die Zigeuner wußten, daß nächtliche kosmische Strahlen gefährlich für den Menschen sind.[22] Man soll also nie die Nacht ungeschützt im Freien verbringen. Man wird dann von oben mit Strahlen getroffen. Ein Hut hilft, und auch ein Zelt oder ein Blätterdach reichen aus.

Die Zigeuner wußten auch schon lange, daß die Sonne, der Mond und die Sterne Elemente des Lebens sind.

Amerikanische Messungen haben gezeigt, daß die Strahlung über Brüchen, also über Rissen tief in der Erde, wesentlich verstärkt ist. Es handelt sich dabei um radioaktive Strahlen, die in der Nacht eine dreimal so hohe Intensität haben wie tagsüber.

In Hamburg sind derzeit Physiker mit dem Problem der Strahlen beschäftigt, weil sich herausgestellt hat, daß sie trotz schwächster Intensität die Funktion von Computern stören.[7]

Sie sehen also, Schrecken und Hoffnungen, Wunder

und Geheimnisse charakterisieren unsere Zeit, sagen die Devas in Findhorn.[4]

Außerdem gelangen die atmosphärischen, elektromagnetischen Kräfte und alle möglichen Arten von Strahlungen aus den unbekannten Tiefen des Universums zu uns.

Das Pendeln ist eine Gabe, die Gott dem Menschen geschenkt hat, und deshalb soll der Mensch diese Gabe zum Wohle der Menschheit anwenden.

Sagen Sie mal, daß Sie pendeln! Na, da werden Sie was zu hören bekommen! Spöttisches Gelächter ist noch das wenigste! Lassen Sie sich aber nicht beirren! Man kann vieles damit auspendeln, auch gute Nahrung und gute Medikamente! Ein Versuch lohnt sich. Darüber gibt es hervorragende Bücher!

Unterirdische Wasserläufe zu Zeiten der Schneemelze und zu Regenzeiten strahlen besonders stark. Zu Trockenzeiten kann die Strahlung zurückgehen oder zeitweise sogar gänzlich versiegen. Nachdenkenswert für Rutengänger! Wiederum erfahre ich, daß außerordentlich wirksam zur Isolation der Ausstrahlung von Wasseradern der von Quarzadern durchzogene Stein ist. Häuser also, deren Bodenplatten aus Marmor bestehen und von Quarzadern durchzogen sind, wirken der Strahlung entgegen!

Übrigens, der Storch ließ sich nur auf strahlenfreien Häusern nieder! Deswegen war dort auch der Kindersegen so reichlich! Darum der Ausspruch: »Der Klapperstorch bringt die Kinder.«

Krankheiten beginnen normalerweise im Energiefeld des Menschen und manifestieren sich nach einer gewissen Zeit im physischen Körper.

Wenn die Wissenschaft, ganz besonders aber die Ärzte, darüber lachen, dann heißt das noch lange nicht, daß die gefährlichen Strahlungen nicht vorhanden sind! Ärzte, die sich damit befassen, und das werden zum Glück immer mehr, raten jedem Krebspatienten, sein Bett untersuchen zu lassen.

Was jeder Krebspatient wissen muß

Ständig bekomme ich neue Informationen! Manchmal wird mir übel, wenn ich erfahre, wozu wir herhalten müssen! Oft werde ich zornig! Zum Schluß begreife ich dann: Angriff lohnt sich nicht. Wir können uns nur schützen, wenn wir uns aufklären. Also klären wir jetzt munter auf.

Nichtwissen kann bei Krebs zur tödlichen Falle werden!

Wären Operation, Chemo und Bestrahlung wirklich ein Allheilmittel bei Krebs, es wird ja so sehr angepriesen und hochgejubelt, dann frage ich mich, wieso haben wir dann überhaupt noch ein Krebsproblem in unserem Lande? Wieso forscht man dann noch? Wieso sammelt man dann noch immer Gelder für die »furchtbare Krankheit«? Man hat doch Chemo und Bestrahlung!

Wäre es wirklich ein Allheilmittel, wäre ich doch nun wirklich die letzte, die dann dagegen reden würde! Ich habe doch auch noch Krebs in mir!

Leider sieht alles so furchtbar traurig aus!

Die weiße Medizin denkt im Augenblick überhaupt nicht daran, mit der gewinnträchtigen Behandlung aufzuhören! Also muß sich der Patient wehren!

Gleich zu Anfang geht es los: Ein ganz großes Problem ist die Viruserkrankung während der Behandlung von Chemo und der Strahlentherapie oder nach Knochenmarktransplantationen.

Feiner Hammer, was!

Hat man es Ihnen gesagt?

Hat man Ihnen auch gesagt, daß damit die Abwehr total zerstört wird?

Durch Chemo oder Bestrahlung entsteht eine explosive Virenvermehrung. Damit steht Krebs also auf Platz zwei in der Sterbestatistik. Ist auch schon ein Erfolg, oder?

Man kennt auch einen »Schlafzustand« des Krebses. Der Brustkrebs kann z. B. bis zu 20, 30, ja bis zu 50 Jahre »schlafen«! Die Pausen sind da, solange die Zellen ruhen. Falsche Ernährung, Medikamente etc., Schadstoffe oder eben Streß können den Krebs wieder »wachrütteln«.

Immer wieder lese ich, »Experten geben zu, daß die Qualität der Untersuchungen oft zu wünschen übrig läßt. Fehldiagnosen sind sehr häufig. Krebsvorsorge wird *keinem* Medizinstudenten vermittelt.«[9]

Professor Schirrmacher sagt über die Chemotherapie: »Es ist oft nicht vorhersagbar, ob ein Krebs anspricht oder nicht, so daß Patienten, bei denen die Krebszellen von vornherein resistent sind, völlig unnötig behandelt werden und damit erheblich zusätzlich belastet werden.«[7]

Selbst bei Krebsen, die am Anfang auf die Chemo gut angesprochen haben, können sich im Laufe der Zeit resistente Varianten herausbilden. Chemozellgifte können ihrerseits auch zur Entstehung neuer Tumore führen, die dann meist viel später auftreten.

Privatdozent Dr. Dold, Gauting bei München, sagt: »Wir haben im Eifer, den Krebs überall totzuschlagen, übersehen, daß die Patienten mehr unter der Therapie als unter dem Krebs leiden müssen.«[12]

Das Ziel der Biotherapie ist, den Stoffwechsel der Zellen so zu verändern, daß sie den Wirtszellen helfen, den Tumor zu vernichten. Tumore bilden sich oft unter Spontanfieber zurück. Man geht davon aus, daß Fieber den gesamten Stoffwechsel anregt.

135

Merken Sie sich also eines ganz besonders. Alle Beschwichtigungsversuche helfen nichts. Auch die schwächste Radioaktivität zusätzlich zu jener, die wir schon von der Natur bekommen, ist gefährlich.

Egal, ob wir sie künstlich bekommen, z. B. durch medizinische Strahlenbehandlungen oder Röntgendiagnosen, oder von pausenlosen Atomtesten (einer pro Woche!). Die Zellentwicklung ist besonders strahlenempfindlich.

In den USA hat man Gefangenen die Hoden bestrahlt. Nach 78 Tagen waren keine Spermien mehr vorhanden.

Das Kind im Mutterleib ist am allermeisten gefährdet!

Außerdem können Strahlen auch das Knochenmark selbst schädigen und damit die Stammzellen, aus denen die Lymphozyten entstehen, unsere unentbehrlichen Helfer im Immunsystem. Wenn das gestört ist, werden zu wenig Freßzellen und Antikörper gebildet. Und gerade diese Helfer sind für uns Krebspatienten lebenswichtig. Wenn sie nicht mehr Patrouille laufen, vermehren sich Bakterien, Viren und Pilze ungehemmt! Unsere Feinde gewinnen dann die Oberhand in unserem Körper!

Je mehr radioaktive Stoffe sich also im Körper befinden, desto höher wird das Krebsrisiko. Prof. Begemann sagt: »Wir wissen nur noch nicht genau, ob und wie sich chemische Gifte und Strahlenbelastung potenzieren. Jedenfalls beeinflussen sie sich gegenseitig.«

Kapiert?

Nein!

Ich habe es auch dreimal lesen müssen!

Also noch einmal, Chemo und Bestrahlung zusammen beeinflussen sich gegenseitig. Man weiß nur noch nicht, wie schlimm!

Die Schulmedizin weiß mal wieder um eine Gefährlichkeit, aber sie macht lustig weiter, in der Hoffnung, daß die Schäden dann doch nicht zu schlimm werden. Und vor allen Dingen darf davon nichts an die Öffentlichkeit gelangen!

Immer weiter Versuchskarnickel bleiben!

Radon ist ein radioaktives Edelgas. Es befindet sich im Zigarettenrauch, in Baumaterialien, z. B. Bimsstein, Gips, Schlacke und Granit.

Also jede überflüssige radioaktive Belastung vermeiden. Ich erhalte ständig Todesanzeigen von Ärzten, die ihren Dienst in der Radiologie versahen! Sie werden nicht besonders alt! Damit sie erkennen können, welchen Strahlenbelastungen Sie bei Röntgenuntersuchungen unterlegen sind, hier eine Tabelle:

Röntgenaufnahme	Strahlenbelastung in Millirem
Herz–Lunge	30–100
Niere	500–2000
Mammographie	1000
Kontrasteinlauf, Magen	2000
Radiojodtest der Schilddrüse	2 000 000

Tabelle: Strahlenbelastungen bei Röntgenuntersuchungen. Die natürliche Strahlenbelastung beim erwachsenen Menschen beträgt 100–150 Millirem!

Professor Dr. Friedrich Kossel sagt: »Die Röntgendiagnostik ist ein ganz unökonomisches Verfahren, 99 % der Strahlen sind überflüssig. Alle Röntgengeräte, auch in Arztpraxen, müssen immer wieder überprüft werden. Denn alte Geräte belasten in der Regel den Patienten wesentlich stärker.«[9]

Nebenbei bemerkt sind die Röntgenuntersuchungen oft höchst widersprüchlich. Sie können also ständig andere Ergebnisse erhalten. Das finde ich schon makaber! Sie werden, liebe Leser, nicht gesund durch Untersuchungen in Sachen Krebs, sondern Sie werden nur noch mehr krank gemacht! Prägen Sie sich das ein! Lassen Sie sich also nie mehr in die Irre führen!

Ich habe kein Szintigramm machen lassen und lebe noch immer!

Eine Mammographie reichte mir!

Die mit Zytostatika traktierten Schleimhäute von Krebs- und Leukämiepatienten unterliegen oft schweren Pilzinfektionen. Dadurch kann es natürlich keine Therapieerfolge geben!

Was höre ich immer am Telefon: »Ich brauche gar nicht mehr zu brechen und meine Haare fallen mir auch nicht mehr aus. Meine Chemo ist gar nicht so schlimm. Ehrlich nicht!«

Wenn diese Menschen nach gewissen Zeitabständen wieder anrufen, geht es ihnen in der Regel sehr schlecht, wenn sie nicht eine naturheilkundliche begleitende Therapie gemacht haben. Innere Pilzerkrankungen können wir Laien ja nicht sehen! Die Mediziner werden sich hüten und Ihnen sagen: »Wir haben Sie kaputtgemacht. Tut uns leid!«

Außerdem wirkt sich die Chemotherapie auch sehr negativ auf unseren Darm aus. Sie zerstört die Mikroflora.

Und wie wichtig der Darm ist, das wissen wir ja schon!

Bereits 1846 schrieb ein französischer Arzt: »Es war mir vergönnt, einige spektakuläre Heilungen oder entscheidende Verbesserungen bei Krebserkrankungen zu verfolgen. Die Kranken waren alle als hoffnungslose Fälle aufgegeben worden, weil man es ablehnte, Behandlungsformen, die nicht den offiziellen Segen unserer Epoche bekommen haben, anzuwenden.« Er schreibt weiter: »Sind wir verpflichtet, Heilmittel, deren positive Wirkungen wir aus der Praxis kennen, nur deshalb zu verwerfen, weil sie offiziell nicht anerkannt sind? Weil ihnen sozusagen der wissenschaftliche Segen fehlt? Seit Jahrhunderten sind Eigenschaften bestimmter Pflanzen und Essenzen bekannt, die Krebs und Tumore bekämpfen können. Es gibt keinen Fall, der die resignierte Feststellung ›hoffnungslos‹ rechtfertigt. Wir müssen immer eine mögliche Heilung im Auge behalten und die Behandlung danach richten.«[3]

Im ersten Jahrhundert unserer Zeitrechnung behandelte Dioskurides Krebskranke mit der Herbstzeitlose. Er wußte, daß die Behandlungsform wirksam war, ohne die Gründe dafür zu kennen. In den folgenden Jahrhunderten haben die »Wissenschaftler« diese Medikation verworfen. Erst 1934 entdeckte man das Colchizin, ein Alkaloid, eines der vielen Bestandteile der Herbstzeitlose. Wird als krebshemmend angesehen.[9]

Wie gesagt, die Herbstzeitlose taucht öfters in Berichten auf. Doch ich habe noch keine direkten Hinweise, wie man sie verwenden kann! Vielleicht erfahren wir demnächst Näheres darüber.

Quecksilber wirkt sehr schädigend oder abtötend auf unsere Zellen! Sehen wir uns also vor.[28]

Professor Otto Warburg sagt: »Wenn wir die Sauerstoffnot des Organismus aufheben, ist der Krebs besiegbar!«

»Sie sehen also immer wieder, daß die einseitig-materiell-naturwissenschaftlich orientierte Medizin der neueren Zeit die ganzheitliche Betrachtung verloren hat. Diese Medizin der Gegenwart stempelt den Krebs zu einer *nur* körperlichen Erkrankung ab. Wenn ein Mensch von einer gefährlichen Krankheit befallen ist, so ist das in der Regel ein Zeichen dafür, daß in seinem Leben etwas nicht stimmt. Er soll diesen Ruf seines Körpers vernehmen und sich fragen:

Was will mir diese Krankheit sagen? Welche Botschaft will sie mir geben? Wie und warum bin ich aus der Ordnung meines Lebens ausgebrochen? Nur wer den Mut hat, diesen Fragen nachzugehen, kann die tiefgreifende Bedeutung seiner gesundheitlichen Schwierigkeiten erkennen.«[29]

Viele Bücher weisen immer wieder auf den wahren Kern hin. Sie bestätigen mir auch, daß man das Krebsproblem in der Medizin falsch angeht. Der Krebs wird in der breiten Öffentlichkeit schon viel zu lange als eine Krankheit betrachtet, die notwendigerweise demnächst zum Tode führen müsse. Das ist eine maßlose Übertreibung. Viele Menschen leben jahrelang mit ihrem Krebs. Sie wissen es nur nicht. Eine ganze Reihe kompetenter Fachleute vertreten aus gutem Grund die Ansicht, daß nahezu jeder Mensch in seinem Leben einmal oder mehrmals Erscheinungen der Krebskrankheit in sich hat, daß er eben nur mit seinen natürlichen Abwehr- und Heilungskräften damit fertig wird!

Die Überschätzung der Apparate und der Chemie bis zur »unmenschlichen« Behandlung des Patientengutes geht zum Teil ins Maßlose.

Man hat auch herausgefunden, daß Leukämie oft bei Personen ausbricht, bei denen eine wichtige Bezugsperson ausfällt. Den Verdacht hatte ich schon lange, daß manche Menschen über Leukämie sich »leise« aus dem Leben schleichen. Darüber sollte man wirklich mal ernsthaft nachdenken. Mir ist auch aufgefallen, daß Kinder, die an Leukämie erkrankt sind, oft keine positiv denkenden und fröhlichen Eltern haben. Die Eltern haben in der Regel oft große Probleme. Das geht so weit, daß die Ungeborenen schon während der Schwangerschaft die negativen Schwingungen aufnehmen und somit schon als Säugling »erkennen«, daß dieses Leben nicht lebenswert ist.

Doch immer wieder wird auch bei den Fachleuten betont, wie schlimm Streßsituationen sind. Wir haben ja

140

schon erfahren dürfen, daß dann der Kalzium- und Zinkspiegel ganz erheblich sinkt. Und diese beiden sind doch für unsere Giftausscheidung zuständig.

Somit bleibt es in der Regel nicht aus, daß ein Krebspatient jahrelang seine eigenen Wünsche und Gefühle ständig unterdrücken mußte. Ich weiß, wovon ich spreche! Zum Teil sind wir auch noch sehr pflichtbewußt. Gefühle und Wünsche müssen durch ständiges Arbeiten und Schaffen nach außen hin erstickt werden. Deshalb leidet auch die Selbstverteidigung von der Wurzel her. Eine äußere Fassade der Liebenswürdigkeit und Güte entsteht.

Je mehr sich dieser Mensch jetzt auch noch im Krankenhaus anpaßt, um so tragischer wird es für ihn. Von der Wurzel her mangelt es uns am echten Selbstvertrauen. Wir haben eine starke Abneigung und ein Mißtrauen uns selbst gegenüber. Einhalten von Formen bedeutet für uns sehr viel. Wir glauben, geliebt zu werden, das ist unser großer Fehler! Hier werden wir uns selbst untreu, weil wir ganz tief im Herzen wissen, daß es nicht stimmt.

Wenn wir das endlich erkennen, macht sich Verzweiflung und Hoffnungslosigkeit in uns breit. Man will es einfach nicht annehmen. So viele Jahre kann man sich doch nicht geirrt haben! Man kann es lange nicht annehmen! Wir sind ständig hinter uns selbst hergelaufen. Man ist jetzt sehr verzweifelt! Das spielt sich in der Regel ganz tief unten in der Seele ab. Je eher man es bewußt begreift, um so größer ist die Heilungschance!

Eine Studie aus dem Jahre 1926 von Dr. Elida Evans erbrachte dieselben Ergebnisse. Mit der Verzweiflung und der Hoffnungslosigkeit werden die Abwehrkräfte unseres Organismus in ganz entscheidender Weise geschwächt.

Wir sind ja nach außen »lieb«! Das wollen wir auch bleiben! Wir können diese Schiene so schlecht verlassen! Wir haben einfach schreckliche Angst davor! Weil wir uns einfach nicht vorstellen können, was dann sein wird. Wird man uns verstoßen, allein lassen?

Demgegenüber steht dann die Studie in Amerika, daß aufsässige Patienten erheblich länger leben. Frauen zum Beispiel, die sich bei einer Scheidung für unschuldig halten, bekommen kaum je einen Krebs!

Immer wieder werde ich durch die seelischen »Makken« darauf hingewiesen, daß Krebs ein Energieproblem unserer Zellen ist. Japaner und Bayern haben die höchste Magenkrebsrate. Ich sagte ja schon, Magen bedeutet Ärger, in der Regel geschäftlicher Ärger. Man schluckt und schluckt! Die Japaner schlucken alles hinunter. Ihre Erziehung erlaubt es ihnen einfach nicht, ihrem Ärger Luft zu machen. Die Bayern dagegen machen sich nur »Luft«. Sie sehen also, alles was zuviel ist, macht krank.

Was mir persönlich immer wieder auffiel, ist, daß viele Krebskranke, so wie ich auch, überhaupt keine Beziehung zu ihrem Körper haben. Oft haben sie sogar ein feindliches Verhältnis dazu. Das habe ich sehr schnell begriffen und gelernt, mich so anzunehmen wie ich wirklich bin. Sie dürfen mir glauben, nach einer Verstümmelung ist das besonders schwer. Man muß über einen riesigen Abgrund springen. Vorher mochte ich mich ja schon nicht! Und jetzt! Glauben Sie mir, es hat bittere Erkenntnisprozesse verursacht.

Aber es führt kein Weg daran vorbei!

Freiheit von Angst ist das Wesentliche für die Gesundheit!

Jeder von uns weiß, daß nach der Diagnose Krebs der Lebenswille tiefgreifend geschwächt ist! Man fällt klaftertief! Das Loch wird immer schwärzer!

Patienten, die mit das Immunsystem unterdrückenden Mitteln behandelt werden, haben ein 10- bis 100fach gesteigertes Krebsrisiko zu tragen. Also die, die noch keinen

Krebs haben, bekommen ihn leicht, und die, die schon Krebs haben, können schnell Metastasen dazubekommen!

Immer wieder ist die Rede von Spontanheilungen. Hinter vorgehaltener Hand! Man spricht nicht darüber unter Medizinern, da die Ärzte 100%ig wissen, daß sie damit nichts zu tun haben. In der Regel wird so eine Spontanheilung von Fieber begleitet. Darüber habe ich auch schon ausführlich berichtet.

Ich habe eines sehr schnell begriffen: Wenn man wirklich nach etwas ernsthaft strebt und sich diesbezüglich vollkommen konzentriert, hilft mir auch das Schicksal voran. Für mich war es damals wichtig, »elegant« zu sterben. Ich wollte kein Jammerbild für meinen kleinen Sohn darstellen. Man sollte mich in »guter Erinnerung« behalten. Daran krallte ich mich sofort nach meiner Operation. Nichts war so wichtig wie dieser Wunsch! Er überstieg praktisch alles!

Sehr schnell erkannte ich aber auch, daß ich nur Hilfe bei mir selber finden kann! »Siehst du, das ist eben das Übel, daß alle von außen her auf Hilfe warten. Und da alle Hilfe erwarten und nicht Hilfe geben, bekommt kein Mensch Hilfe. Wenn dagegen alle Menschen Hilfe geben würden, so würde ein jeder Hilfe erhalten.« Diesen bemerkenswerten Satz las ich in dem Buch »Einweihung«![30] Ich habe ihn in meinem Herzen eingebrannt!

Bauchatmung hilft, meine Gesundheit beträchtlich zu stärken. Sie macht mich seelisch sogar stabiler! Das ist Tatsache! Alles hängt ja zusammen! Nur die Schulmedizin will davon nichts wissen.

Durch Sauerstoff wird unser Gehirn saubergepustet, der Sauerstoffanteil des Blutes erhöt sich, und alle lebenswichtigen Organe, die Drüsen und auch die einzelnen Nervenzentren und das Körpergewebe werden besser durchblutet!

Damals habe ich mir einen Satz immer wieder vorgesagt: »Mir geht es von Tag zu Tag in jeder Beziehung besser und besser.« Sie werden sehr schnell die gute Wirkung verspüren. Fangen Sie gleich damit an. Es kostet nichts, tut nicht weh, hat keine Nebenwirkungen und niemand hört zu!

Auf dem Streifzug durch die Krebsliteratur erfuhr ich auch, daß schon vor dem 2. Weltkrieg bekannt war, daß Rote Bete das Wachstum bösartiger Geschwülste hemmen. Aber nicht nur das, sie beugen sogar Bestrahlungsschäden vor und verbessern die Verträglichkeit anderer Arzneimittel.

Ich habe seinerzeit sehr viel Rote Bete gegessen. Pausenlos lag man mir deswegen in den Ohren, daß das sehr gefährlich sei! Mir bekamen sie gut, und jetzt weiß ich auch, daß sie gegen die Chemo angingen und mir so mithalfen, sie besser zu vertragen!

Darüber zerbrach man sich ja seinerzeit ständig im Krankenhaus den Kopf. Ich bekam sozusagen die »Friedhofschemo«, und aus diesem Grunde hatte es mir schlechtzugehen, basta! Es war eine »Frechheit«, daß ich so gute Werte aufwies. Glauben Sie ja nicht, daß ich jemals gelobt worden bin. Im Gegenteil, man wetterte gegen den Humbug, den ich meinem armen Körper ständig zumutete.

Wer sich also weiter bestrahlen lassen will, weil er daran glaubt, der sollte zumindest dafür sorgen, daß man ihm die Mistel spritzt. Sie kann die Verträglichkeit der Strahlentherapie eines Patienten verbessern. Außerdem stellt sie die gestörte Harmonie zwischen dem Organismus und den Zellen wieder her.

Überwärmung ist für den Krebs ein Greuel! Er reagiert auf Hitze sehr sauer! Darum sind ja auch die Bäder und heißen Auflagen so wichtig. Fieber tötet viele Krebszellen ab. Wenn es länger wie zwei Tage anhält, kann man mit

Wadenwickeln das Fieber regulieren! Das habe ich ja schon gesagt. Heiße Wärmflaschen helfen auch mit. Immer wieder auf die Tumorstellen legen! Sie nehmen zum großen Teil auch die Schmerzen. Besonders bei Knochenkrebs kann man mit Wärme vieles betäuben.

Solange kein Umdenken und Umlernprozeß einsetzt, werden immer noch zahlreiche Krebspatienten auf dem »Altar der Wissenschaft« geopfert, die einfach nicht akzeptiert, was sie nicht zu erklären vermag.

Klinische Erfahrungen legen den Verdacht nahe, daß die unvermeidlichen Manipulationen an der Geschwulst bei Untersuchungen und Operationen das Risiko der Aussaat von Metastasen deutlich erhöhen. Namhafte Mediziner sagen dies laut auf Kongressen.

Dr. Dr. Seeger berichtet, daß er in zwei Jahren 14 Krebspatientinnen verlor, die operiert und nachbestrahlt wurden. Diejenigen, die sich weigerten, lebten noch neun Jahre. Auch im Ausland warnt man immer stärker vor den Krebspraktiken in den Kliniken.

In Experimenten wurde deutlich, daß sich Metastasen durch Weizen-, Mungo- und Linsenextrakte reduzieren. Sie sehen also, immer wieder wird darauf hingewiesen, daß unsere Nahrung lebendig und frisch sein muß.

In Weizensprossen ist der Laetrilgehalt (B_{17}) bis zu 100mal höher als in den Samen. Es gilt auch als Anti-Krebs-Vitamin. Es zerstört Krebszellen, ohne gesunde Zellen anzugreifen. Laut Untersuchungen in Texas wurde die Krebsbildung dadurch um 99 % reduziert!

Jetzt werden Sie, liebe Leser, sicherlich sehr aufgeregt und sagen, das Zeug muß her! Ja, so einfach ist es nicht! Man kann es noch nicht kaufen, sondern man muß etwas tun! Sie selbst züchten! Das ist ja so ärgerlich in der Naturmedizin. Man muß viel selber tun! Deswegen springen ja auch über 80 % wieder von dieser Therapie ab! Pillen schlucken, selbst Bestrahlung nimmt man an! Das wird getan und man muß ja nur liegen und alles über sich ergehen lassen. Natürlich gehen unter Chemo und Bestrahlung die Knoten zurück! Sie verschwinden oft sogar! Aber die Ursache bleibt. Der Knoten kommt nach einer gewissen Zeit um so grausamer an anderer Stelle wieder. Jetzt hat man einen resistenten Krebs und noch die Schäden von Chemo und Bestrahlung! Kein Arzt in der Klinik wird Ihnen sagen, daß sie, die Ärzte, diesen Krebs produziert haben.

Lernen Sie endlich nachdenken! Logisch denken! Lassen Sie nicht mehr denken!

»Der Verstand, der in Stücke zerreißt, analysiert, kritisiert, theoretisiert, ist wie der Krebs; Wachstum und Lebenskraft stehen außerhalb jeglicher Kontrolle. Suche zuerst mich (Gott) und alles andere wird dir zufallen. Das einzige Recht, das wir haben, ist, unsere Welt und uns selbst zu ändern. Für diejenigen, die Einsicht in das Leben haben, hat alles einen Sinn. Dein Glaube muß so stark werden, daß ihn nicht nur der Wille gegen jeden Angriff aufrechterhält.«[4]

Unsere Ärzte studieren acht Jahre, um gerade die Namen der verschiedenen Teile des Körpers, die Namen der Krankheiten und die Namen der Medikamente zu beherrschen. Psyche und Ernährung fallen während des Studiums flach, von hilfreichen Therapien ganz zu schweigen.

Da lobe ich mir schon eine Maria Treben, einen Pfarrer Kneipp, die hl. Hildegard, Dr. Bon sowie Dr. Seeger, die gemeinsam die Ringelblume als wichtigstes Heilmittel bei Krebs nennen. Auch in Amerika machte der Forscher Dr. Drewig mit frischgepreßtem Saft der Ringelblume bei Hautkrebs sehr gute Erfahrungen. Die Wirksamkeit der Ringelblume gegen Krebs kann heute jeder gute Radiästhet beweisen, indem er die Strahlung der Ringelblume mit der Strahlung der an Krebs erkrankten Organe vergleicht. Stimmen Organstrahlung und Strahlung der Ringelblume überein, heilt die Ringelblume. Zu betonen ist, daß die Ringelblume in vielen Frequenzen strahlt und somit auch bei den unterschiedlichsten Krebsarten heilt.

Geschwüre, abscheuliche Wunden, die Eiter absondern, kann man mit Kompressen ausheilen. 60 Gramm getrocknete Buchsbaumblätter (100 g, wenn frisch) in 1 Ltr. Wasser kochen. Auf ¼ Ltr. einkochen, dann filtern und erkalten lassen. Wenn es geht, sogleich 4 Ltr. davon bereiten. Abwechselnd diesen Umschlag auflegen und mit Lehmumschlägen abwechseln.

Man kann die Heilwirkung des Lehms mit rohem Meersalz verstärken. 1 gestr. Eßl. Meersalz in etwas Wasser geben, auf kleiner Flamme aufkochen, Lehmpulver zufügen und rühren, bis eine Paste ohne Klümpchen entsteht. Auf ein Stückchen Stoff streichen und so heiß wie möglich auftragen. Umschlag bis zum Abend drauflassen. Dann erneuern. Über Nacht einwirken lassen.

Dieses Wissen habe ich bei den Zigeunern gefunden.

Also: Der kritische Patient sollte rechtzeitig versuchen, sich selbst zu helfen und nicht erst, nachdem etwas schiefgelaufen ist. Alle Schuld allein auf die Ärzte schieben ist auch dumm!

Die Krankheiten überfallen uns nicht aus heiterem Himmel, sondern entwickeln sich aus täglichen Sünden wider die Natur, sagte schon Hippokrates.

So gab es Wissenschaftlern zu denken, daß Krebs besonders häufig bei solchen Personen auftritt, deren Abwehrkräfte durch Medikamente unterdrückt werden. Wie das z. B. nach Organverpflanzungen der Fall ist. Darauf weise ich immer wieder hin! Weil immer wieder dazu aufgerufen wird, Organe zu spenden! Darum ist es wichtig, daß man sich die Tragweite ins Gedächtnis ruft. Deshalb warnen jetzt schon gute Krebsärzte, die Mitglieder der

Deutschen Gesellschaft für medizinische Tumortherapie sind, auch nachdrücklich vor dem unkritischen Einsatz blockierender Arzneimittel. Ich schrieb schon, wie gefährlich Antibiotika sind. Die Unterstützung des Organismus ist von überragender Bedeutung. Wenn Krebs entdeckt wird, ist der Knoten meist schon erbsengroß. Zu diesem Zeitpunkt besteht er bereits aus *einer Milliarde* Krebszellen.

Bei erhöhter Temperatur werden in unserem Organismus neben vielen anderen Reaktionen auch Enzyme, also Wirkstoffe zur Zellenbildung, angeregt und freigesetzt, die Viren schon in ihrem Entstehungsprozeß angreifen. Vergessen Sie also nie mehr, erst bei 40,5° Fieber wird es gefährlich. Darunter kann man sich ruhig mal zwei Tage und zwei Nächte »austoben«.

Dann fiel mir das Wissen über Fluor in die Hände.

»Es geht mal wieder darum, uns das Fluor schmackhaft zu machen. Diese Empfehlung ist unverantwortlich, solange die Statistiken über die erhöhte Krebssterblichkeit in Städten der USA mit Fluor im Trinkwasser ebenso unwiderlegt sind wie Veröffentlichungen über die erhöhte Sterblichkeit vor allem unterernährter Kinder in fluorverseuchten Gebieten Chiles.« Professor Massler, Boston. »Um angeblicher Vorteile willen dürfen die Zähne nicht mit einer Substanz behandelt werden, die den ganzen Organismus schädigen kann.« Übrigens, durch Fluor werden später erst recht die Zähne krank. Doch das ist ein anderes Kapitel.

Die Amerikaner geben Milliarden von Dollars aus, setzen die besten Technologien der Welt ein, um das Problem Krebs zu lösen und haben bis heute noch keine Antwort darauf gefunden.

Ärzte betrachten alternative Heilmethoden ganz allgemein als Scharlatanerie und Betrug an der Allgemeinheit, überprüfen aber nicht, was daran ist!

»1977 wurde in den USA nach einer neunjährigen Arbeit

für Ernährung und menschliche Bedürfnisse folgendes Ergebnis bekannt: Zu Beginn dieses Ausschusses waren die Senatoren hauptsächlich mit dem Problem des Hungers beschäftigt. Als sie jedoch tiefer in die Veröffentlichungen über Lebensmittel und Ernährung eindrangen, stolperten sie über einige alarmierende Informationen. Eine wachsende Anzahl von Untersuchungsberichten zeigte, daß die heute führenden tödlichen Krankheiten einen direkten Bezug zu der typischen amerikanischen Ernährungsweise haben.

Eine der tödlichen Krankheiten ist Krebs. Brustkrebs, der größte Killer unter den Krebsarten bei Frauen, hängt ähnlich dem Dickdarmkrebs mit dem zu hohen Konsum von Fettanteilen in der Nahrung zusammen. In Japan findet man ihn relativ selten, bei den in den USA lebenden Japanern verbreitete sich im steigenden Maße auch diese Krankheit.

Im Lichte des enormen Druckes, den die Lebensmittelindustrie auf die Beamtenschaft ausübt, ändert sich an der Ernährung nichts.

Nur weil die Wissenschaft keine Mittel gegen Krebs und Herzleiden finden konnte, wurde der Vorbeugung überhaupt Beachtung geschenkt.

In Ost und West sind nicht nur die Ernährungsweisen unterschiedlich, sondern auch die Verteilung der Krankheiten an Herz, Kreislauf, Diabetes und Fettleibigkeit. Im Osten und in der Dritten Welt findet man sie selten.

»Vollständige Diät bringt ohne seelische Beruhigung keinerlei Erfolg«, weiß auch schon Dr. Sattilaro zu sagen.

Wir leben in einer Welt von Wundern, auch wenn diese gut versteckt sind. Eine einzige kleine Entscheidung kann eine ungeheure Wirkung nach sich ziehen.

Man muß den Krebspatienten lehren, daß er die Führung seines eigenen Lebens niemals aus der Hand gibt, daß er nicht gelebt werden darf, egal durch wen oder was, sondern daß er selbstbewußt leben muß.

Professoren aus Krebsinstituten sollten damit aufhören, immer schönere »Heilungsstatistiken« in die Welt hinauszuschicken anstatt einzugestehen, daß immer mehr an Krebs sterben. Sie sollten sich mal fragen: »Weiß vielleicht jemand aus dem Volk eine Lösung für dieses Problem?« Doch sie beißen sich lieber die Zunge ab, als daß sie zugeben würden, daß sie mit dem Problem nicht fertig werden.

Alle wirklich tüchtigen Männer und Frauen in der Medizin durften nie einen wirklich guten Start erleben, sondern mußten sich gegen Dummheit, Neid und Gleichgültigkeit durchsetzen. Ich habe ja schon in »Ärzte sind nicht allwissend« die Geschichte beschrieben, wie man mit Ärzten verfährt, die Erkenntnisse gewonnen haben, mit denen man nicht verdienen kann.

Hören wir auch endlich auf zu hetzen. »Was nützt der große geschäftliche Erfolg und der vielleicht damit verbundene finanzielle Ertrag, wenn der ›Nutzen‹ vor allem darin besteht, daß sich der Betroffene jede Krankheit leisten kann?« Auch diese Botschaft bekam man in Findhorn![4] Wie recht sie doch haben, die Devas!

Ich möchte noch einmal Are Waerland zitieren: »Das Königreich der Gesundheit liegt in uns selbst. Unfähig meine Studien fortzusetzen und untauglich zu jeder Arbeit, bleibt mir nichts anderes übrig, als zu versuchen, das Rätsel meiner Krankheit zu lösen.« (So dachte ich seinerzeit auch, als ich an Krebs operiert worden war.) »Ist Schicksal etwas, das außerhalb des Menschen liegt, oder ist es in uns? Bestimmen wir unser Schicksal selbst, oder ist es in einem Buche, dem ›Buch des Lebens‹ aufgeschrieben? Jede ungewöhnliche Frage schien die Ärzte in Verlegenheit zu bringen, machte sie verwirrt und manchmal sogar böse. Ganz plötzlich hatte ich einen Einfall! Wie, wenn diese

Ärzte nicht nur mein Schicksal, sondern das Schicksal Tausender verkörperten, und wenn Siechtum nur ein Ergebnis von Dingen wäre, die wir schließlich meistern könnten – von Dingen, die die Ärzte zu kennen vorgeben, wärend sie in Wahrheit nichts von ihnen wissen. Nach meinen Erfahrungen gehört gesunder Menschenverstand zu den seltensten Dingen im Leben.«[1] Gut gedacht, Are Waerland! Nach so vielen Jahren hat es noch immer volle Gültigkeit!

Bleiben wir beim Krebs. Dieser greift nie ein gesundes Organ an. Eine Zelle, die gesund bleibt, d. h. frei von den Giften ihrer eigenen Ausscheidungen, wird ewig leben. Sie ist unsterblich (das habe ich ja schon im Kapitel Stoffwechsel beschrieben).

»Das Wasser, also das Teetrinken ist *ein inneres Bad*. Es verdünnt die Flüssigkeiten des Körpers, in denen die Zellen und Fasern gebadet werden. Wenn viel Tee vorhanden ist, wird der Fluß der Körpersäfte, darin die Lebensstoffe ihre Arbeit verrichten, beschleunigt, und der Lebensstrom fließt klar und rein. Es ist festgestellt worden, daß das Wasser vom Magen nur sehr langsam aufgesogen wird. Dieser Vorgang findet hauptsächlich in den Gedärmen statt. Untersuchungen des Urins haben gezeigt, daß durch Wassertrinken nicht nur mehr Urin, sondern auch größere Mengen Harnstoffe und andere feste Gebilde ausgeschieden werden. Teetrinken beeinflußt also den Stoffwechsel im höchsten Grade.«[1]

Sie sehen, welches Buch ich auch aufschlage, immer wieder finde ich den »goldenen Faden«. Immer sagen die Autoren das gleiche!

Waerland weiß auch, daß die mutmaßlichen Ursachen des Krebses durch Weißbrot entstehen. »Wo aber Verstopfung verhütet wird, wird auch die Aufnahme der giftigen Fäulnisstoffe im Darm vermieden, indem man volles Korn verwendet.«[1]

Weißmehl ist ja nicht nur Auszugsmehl, sondern damit es noch weißer wie weiß ist, wird es einer *elektrochemischen* Behandlung unterzogen.

Das Buch »Krebs, seine Ursachen und seine Verhütung« von Dr. J. Ellis Barker wurde wie folgt in der Presse zerrissen:

»Ein Buch, wie das von Mr. Barker, wird den Laien glauben machen, daß Krebs verhütet oder sein Wachstum verhindert werden könne, wenn man geeignete Vitamine zuführe oder für gute Körperpflege sorge. Es gibt gegenwärtig keine Gründe, die solch einen Glauben rechtfertigen können. Die Ansichten dieses Buches sind durchaus gefährlich und unheilvoll.«

So die Stellungnahme einer führenden medizinischen Zeitschrift. Die Feststellung ist teuflisch, weil sie darauf bedacht ist, die Menschen davon abzuhalten, es *zu versuchen*. Zwar sagt der gleiche Artikel weiter, daß natürliches und gesundes Leben die Krankheit verhütet, schließt aber dann mit dem Satz: »Demzufolge hat diese Ansicht keine besondere Gültigkeit, und das Buch ist in keiner Hinsicht geeignet für Laien, die sich mit Krebskrankheiten beschäftigen.« Vor 40 Jahren geschrieben. Geändert hat sich in dieser Sache gar nichts!

Für viele ist es äußerst schwierig, auf natürliche Weise mit sich selbst zu arbeiten, davon kann ich wirklich ein Lied singen. Überall ist man nämlich von dem Glaubenssatz umgeben, daß bestimmte Medikamente oder Ärzte die Lösung für alles bringen. Leider ist es eine Tatsache, daß es, je mehr man sich auf äußere Heilmethoden verläßt, um so mehr den Anschein hat, als müßte ich mich auch auf sie verlassen können. So bringe ich meinen eigenen natürlichen Fähigkeiten immer weniger Vertrauen entgegen. Dabei entwickelt man oft nur deshalb gegen ein Medikament eine Allergie, weil der Körper weiß, daß die Einnahme des

Medikaments nur den Rückzug zur Lösung eines bestimmten Problems blockiert. Medikamentöses »Zudecken« des Problems beschwört eine noch schwerere Krankheit herauf.

Jane Roberts sagt schon: »Eine natürliche Heilbehandlung ist deshalb in einer Gesellschaft tatsächlich schwer durchführbar, denn ihr wird von Geburt an dauernd störend entgegengewirkt. Und dennoch funktioniert die Heilkraft allen Beeinträchtigungen zum Trotz und steht immer zu eurer Verfügung, wenn es gilt, der lebendigen Skulptur, die gegenwärtig der Sitz aller Erfahrungen ist, Gesundheit zu verleihen.

In manchen Fällen einer Heilung, etwa bei spontanen Rückbildungen von Krebs, werden gewisse Veränderungen hervorgebracht, die sich ihrerseits auf Zellgedächtnis, genetische Faktoren oder Neuronenmuster der Vergangenheit auswirken. Ein plötzlich erwachender intensiver Glaube an Gesundheit kann in der Tat eine Krankheit ›rückgängig‹ machen.

Schlimm wirken sich die Kollektivsuggestionen aus, die euch wohl in bester Absicht, im Namen der Verhütung von Krankheiten, eingepflanzt werden. Dazu gehören z. B. die so suggestiv angepriesenen Vorsorgeuntersuchungen zur Krebsverhütung. Diese können sich, insbesondere für Menschen, die aufgrund irgendwelcher früherer Erfahrungen vor der Krankheit eine fast irrationale Angst haben, verheerend auswirken. Solche Suggestionen lösen oft insofern einen Vorgang aus, als die Betreffenden nach bestimmten Symptomen suchen und den Körper unter dem Eindruck Angst untersuchen, und ein solches Verhalten kann Krebs verursachen, wo er sonst nicht auftreten würde.«[34]

Cayce sagte schon: »Wie viele Menschen besser für ihr Auto und den Rasenmäher sorgen, als für ihren Körper und ihre Gesundheit. Es scheint, als ob die alten Griechen, die den Körper achteten und sogar verehrten, einer vernünftigen Einstellung näher waren als wir, zumindest erkannten sie, daß der Körper der Brennpunkt des Lebens dieser Welt ist.«[16]

Er war es auch, der schrieb: »Und wenn täglich ein bis drei Mandeln gegessen werden, und zwar ständig, dann werden sich kaum Tumore bilden oder derartige Erkrankungen im Körper.« Warum das so ist, habe ich ja schon ausführlich erklärt.

In der Krebsbehandlung wird auch Cydophosphamid verwendet. Dieses Mittel verursacht Schädigungen in Leber und Lunge, führt damit also viel schneller zum Tode als der Krebs selbst. Ist übrigens bei den meisten Präparaten in Sachen Krebs der Fall. Die Bevölkerung nimmt alles wie eine stumpfe Schafherde hin. Denkt einfach nicht nach! Will einfach nicht die Berge von Toten sehen![16]

Hans Ruesch hat die »Pharma Story« geschrieben. Dieses Buch sollte man als Krebspatient wirklich lesen. Ich kann ja nur immer ein paar Sätze bringen. Wie solche: »Alle krebsfördernden Substanzen und Faktoren sollten gesetzlich verboten werden. Doch das wäre unvereinbar mit der Gewinnsucht der Chemiemultis, ganz abgesehen von dem glücklichen Umstand, daß durch die Krebstherapie ein doppelter Segen auf sie herabregnet.

Wir wissen längst, daß Krebs kein medizinisches Problem mehr ist, sondern ein wirtschaftlich-soziologisches. Kein Wunder also, daß der Fortschritt der verschiedenen ›Krebskampagnen‹ sich auf das Sammeln von Geldmitteln beschränkt. Weil der Radiumpreis um 1000 % stieg, *muß* bestrahlt werden. Deswegen müssen Naturheilmittel unter allen Umständen verboten werden. ›Intelligente‹ Mediziner werden Ihnen sagen, daß Krebs durch konventionelle Methoden nicht heilbar ist. Leidenszeit bringt große Gewinne! Die Nervenentzündung, die der Bestrahlung folgt, 10 000 % Aufschlag auf die Herstellungskosten, führt aber unweigerlich zum Tode. Das ist also das Ergebnis von mehr als 200 Jahren gewinnbringender Krebsforschung.

Eine Lösung der Krebsfrage ist undenkbar und abstoßend für diejenigen, die durch die gegenwärtigen Forschungsmethoden profitieren.

Man spricht immer von ›Quacksalbern‹ bei natürlicher Behandlung. Das Gegenteil ist der Fall. 70 % Ärzte, 1,5 % Professoren, 10 % Biologen, Biochemiker, Rest ist Heilpraktiker.«[11]

Schon 1977 wurde in der Janker Klinik in Bonn darauf hingewiesen, welche guten Erfolge man mit Vitamin A und einer Enzymtherapie hat.

Professor Jones, Kalifornien, sagt, daß unbehandelte Patienten nicht früher sterben als die, die eine volle konventionelle Behandlung durchgezogen haben. Sie lebten sogar noch länger, bis zu 12½ Jahre. Behandelte dagegen lebten oft nur noch drei Jahre!

1890 fand man schon heraus, wie unsinnig es ist, wenn man die Lymphe entfernt. Es ist sogar schädlich.

Sämtliche Methoden, Kranke durch unschädliche, einfache und natürliche Mittel zu heilen, werden von überheblichen Klinikleitern diskriminiert und als »Schwindel und Humbug« verteufelt.

Die abtrünnigen Ärzte von heute sind die Rechtsgläubigen von morgen.

Der modernen Medizin ist es gelungen, uns glauben zu machen, medizinische Vorsorge wäre mit Gesundheit gleichzusetzen.

Daß Mammographie selbst mehr Krebs erzeugen kann als sie je aufzudecken in der Lage ist, brauche ich doch wohl nicht mehr zu erwähnen. Oder?

Professor Hein Oeser fragt: »Warum werden die Stimmen der ehrlichen Ärzte von der überwältigenden Mehrheit der Menschen nicht gehört? Weil sie systematisch vom organisierten Geschrei der Großmacht Medizin übertönt werden. Als klinisch arbeitender Onkologe kann ich mich mit den Forschern nicht einverstanden erklären, die glauben, daß sich durch Tierversuche erzielte Resultate auch auf Menschen übertragen lassen.«[11]

Ich lege Ihnen nochmals die »Pharma Story« wärmstens ans Herz! Wachen Sie endlich auf!

Wenn Naturmenschen krank werden, wissen sie ganz sicher, was sie zu tun haben, und sie verfahren auch ohne Unruhe und Zweifel. Sie haben keine Diagnose nötig und lassen sich durch eine solche nicht beunruhigen und nicht erschrecken. Nicht einer denkt bei Krankheiten an schädliche, naturwidrige, chemische Medikamente oder gar an Operationen.

Just rief uns schon zu: »Jeder soll sein eigener Arzt werden. Gerade in der Krankheit muß der Mensch seine Freiheit haben. Er soll auf Grund *rechter Aufklärung* möglichst selbst entscheiden, was geschieht. Es ist besser, nichts zu tun als etwas Verkehrtes. Man sieht deshalb auch Kranke, die einmal mit Verkehrtheiten angefangen haben, immer von einem Unglück ins andere kommen und nie fertig werden. Liebe ist Leben, und Liebe am Krankenbett hat besondere Kraft. Je einfacher der Mensch ist, desto leichter geht er auf diese naturwahren Dinge ein. Die naturentfremdeten, komplizierten Menschen werden zuletzt zum wahren, natürlichen Tun kommen, aber erst dann, wenn ihre Not noch größer geworden ist. *Die Diagnose kann die Krankheit nicht heilen,* sie kann aber die Heilung aufhalten und sogar unmöglich machen.

Was für Begriffe und Qualen knüpfen sich oft an den Namen einer gefürchteten Krankheit, und auf welch leichte Weise hat die Natur schon manch gefürchtete Krankheit geheilt!

Heilerde ist das größte Reinigungsmittel!«[6]

Der Körper kann erst recht in Heiltätigkeit treten, wenn er nicht mit Speisen beladen ist, er kann nun erst mit der Aufräumung aller Schlacken beginnen.

Die meisten Patientinnen wollen immer nur hören, was ihnen fehlt, aber sie wollen nie das tun, was für sie zur Gesundung nötig ist. Andere hingegen fangen an, selbst zu denken, beschäftigen sich mit ihrer *Gesundheit* anstatt mit ihrer Krankheit. Die Macht des Geistes kann Krankheiten erregen und heilen. Wie oft sind schon die schwersten Krankheiten durch nichts anderes geheilt worden als durch Freude, Erhebung und Erweckung des Geistes!

Vergessen Sie auch eines nicht: Die Krebsheilungsstatistiken tun so, als beginne die Krankheit erst mit der Diagnose. Was vorher war, das meist jahrelang (bis man einen Krebs von 1 cm Größe entdecken kann, vergehen zehn Jahre; erst dann kann die Schulmedizin ihn erkennen) beschwerdefreie Leben mit dem Krebs und ohne Medizin, interessiert die Ärzte überhaupt nicht. Je länger die Krankengeschichte, um so »erfolgreicher« die Behandlung. Aber mit welchen Schmerzen wird oft diese »Verlängerung« bezahlt!

Chemo regt normale gesunde Zellen zu krebsigen Wucherungen an. Oft wird heute sogar schon die Chemo »vorbeugend« angewendet. Wenn ich das am Telefon höre, dann sehe ich hin und wieder noch rot!

Nur wer sich bewußt ist, daß sein Leben einmal ein Ende hat, kann wirklich intensiv leben.

Patienten, die von einem Arzt zum anderen laufen, können deshalb nicht gesund werden, sie sind nämlich mehr darauf aus, Erbarmen zu wecken.

Zum Schluß möchte ich Ihnen die Sätze zurufen:

»Denn der Wille zu leben ist ein Fenster der Zukunft. Der Tod ist nicht die größte Tragödie des Lebens. Die größte Tragödie ist die Entpersönlichung. Wer den Weg sinnlosen Leidens einschlägt, wird sich selbst immer tieferes Leid erschaffen.« (Buddha)

Ich habe dieses Kapitel so »durcheinander« geschrieben, weil ich weiß, wie verschreckt Krebspatienten sind. Sie brauchen Hoffnung, Trost und Schockwissen.

Ich sagte schon an anderer Stelle, ich habe erst sehr wenig Wissen zusammengetragen! Und doch ist es so erschreckend. Gerade mit diesem Kapitel könnte ich fortfahren!

Doch ich glaube, ich habe damit alles gesagt. Besorgen Sie sich zusätzlich die empfohlenen Bücher. Sie helfen Ihnen vielleicht in Ihrer Entscheidung weiter.

Jetzt möchte ich noch ein paar Leser meiner Bücher zu Worte kommen lassen. Sie schickten mir ihre Berichte mit der Bitte, sie zu veröffentlichen, um andere Menschen zu warnen. Es sind nur ein paar aus Hunderten von Briefen.

Aber lesen Sie selbst.

Leser, die helfen möchten

Frau D. aus Sch. schreibt:

Sehr geehrte Frau Friebel-Röhring!

Ich habe mit viel Interesse Ihre beiden Bücher gelesen. Vor allem »Ärzte sind nicht allwissend« hat mir besonders gut gefallen. Ich bin hier in Sch. im Krankenhaus angestellt, als Sekretärin in der Röntgenabteilung. Da habe ich täglich mit den sog. »Halbgöttern in Weiß« zu tun. Da könnte ich »Storys« erzählen, da würden Sie staunen. Oft fragt man sich wirklich, wer von uns ist eigentlich verrückt. Viele von den Ärzten haben ja ein Benehmen, das ist ungeheuerlich.

Deshalb möchte ich Sie bitten, in ihrem nächsten Buch die Leser noch viel mehr aufzufordern, daß diese nicht alles mit sich machen lassen. Die Patienten müssen auch mehr Mut haben, bei den richtigen »Stellen« Beschwerden einzureichen. Ich höre oft von Bekannten, daß diese sagen: »Dr. X. sieht mich nicht wieder.« Da wird meist vier bis sechs Wochen alles mögliche mit dem Menschen angestellt, und gefunden wird nichts. Ich bekomme ja nur einen kleinen Teil mit, was alles gemacht wird. Da liegt dann ein Bekannter sechs Wochen im Krankenhaus, weil er Lähmungserscheinungen hat im linken Arm, hat zehn Pfund abgenommen, aber zu einem Ergebnis sind die Ärzte nicht gekommen. Solche Sachen kenne ich nur vom Erzählen, selbst habe ich zum Glück noch nicht im Krankenhaus gelegen. Gott bewahre mich davor!

Ich finde es nur immer wieder lächerlich, daß die jungen Ärzte heutzutage eigentlich überhaupt nichts mehr »wissen«. Es heißt doch immer, es *könnten* Masern, Mumps usw. sein. Unser früherer Hausarzt, er ist jetzt inzwischen 70 Jahre alt und im Ruhestand, konnte Masern oder Mumps sofort erkennen. Auch ein Bruch kann oft auf Anhieb nicht erkannt werden. Auch wenn ich die Befunde schreibe, denke ich oft, was hat der Mensch nun eigentlich? Immer heißt es, es könnte dies oder jenes sein. Festlegen kann sich anscheinend keiner mehr.

Mein Vater hatte vor ca. vier Jahren eine Lungenentzündung, was aber erst nach drei Wochen herauskam. Ein junger, neu niedergelassener Arzt war in den drei Wochen nicht auf die Idee gekommen, vielleicht einmal die Lunge röntgen zu lassen. Mein Vater hatte schon zwölf Pfund abgenommen, bis dieser Hausarzt einmal auf die Idee kam, meinen Vater einmal zum Internisten zu schicken. Mein Vater hatte aber den Abend davor noch einen Heilpraktiker aufgesucht, und der hatte zu ihm gesagt, er solle verlangen, daß die Lunge geröntgt werden sollte. Als dies mein Vater dann dem Internisten sagte, aber natürlich nicht, von wem er den Tip hat, wurde dieser auch noch frech. Hat dann aber den Rö-Schein ausgestellt. Als mein Chef dann die abklingende Lungenentzündung diagnostiziert hatte, rief er bei diesem Internisten hier im Krankenhaus an und verlangte, daß dieser meinem Vater Medikamente verschreiben oder mitgeben solle. Dieser Internist hat sich aber gar nicht mehr sehen lassen. Da habe ich meinen Vater wieder zu seinem Hausarzt geschickt, da ich weiß, wie lange die Befunde dauern. Dadurch wäre ihm ja fast noch eine Woche verlorengegangen.

Ich muß Ihnen sagen, es ist alles schon schlimm, aber wenn man auch noch so wie ich hinter die »Kulissen« schauen kann, bekommt man es ja immer mit der Angst.

Ich kann nur noch einmal sagen, die Patienten müssen einfach noch viel mehr darin gestärkt werden, nicht alles mit sich machen zu lassen und mehr Aufklärung verlangen.

Frau I. A. C. aus H. schreibt:

Liebe Frau Friebel-Röhring!

Obwohl es reichlich spät ist, mußte ich doch noch diese Zeilen schreiben über Ihr Buch »Ich habe Krebs! – Na und?«

Ich bin nicht selbst unmittelbar mit Krebs betroffen, aber in meiner beruflichen Tätigkeit, denn ich bin Sozialberaterin für Portugiesen, mußte ich wegen der Sprachschwierigkeiten der Portugiesen mit vielen Ärzten und Krankenhäusern reden. Ihre Beschreibung entspricht genau meinen Erfahrungen. Bei der Übersetzung nahm ich mir immer die Freiheit, nach dem wie, warum, was dann zu fragen und entdeckte auch erstaunliche Widersprüche, und wenn ich darauf hinwies, habe ich mir schnell Antipathie eingeholt.

In den letzten sechs Jahren habe ich mit fast allen Krebsfällen bei Portugiesen in H. zu tun gehabt, und die Bilanz, auch wenn es früh entdeckt worden ist, ist traurig. Die meisten sind nach verschiedenen Verstümmelungen gestorben und bis zum Schluß, auch wenn keine Hoffnung mehr war, schrecklichen Behandlungen unterzogen worden. Ich habe oft die Ärzte gefragt, ob es sein müßte, warum akzeptiert man den Tod nicht und läßt die Menschen nicht wie Menschen sterben! Vielen habe ich empfohlen, in die Heimat zurückzugehen und dort in Würde zu sterben. Zu mehr reichte ja mein Wissen nicht.

In Ihrem ersten Teil über die Notwendigkeit, eigene Kraft gegen den Krebs zu entwickeln, fielen mir gleich zwei Kinder ein mit Hirntumor und Leukämie, die durch den Willen ihrer Mütter so gestärkt wurden, daß tatsächliche Besserungen eintraten. Als es zu kleinen Problemen kam und die Kinder psychisch unstabil wurden, sind sie rapide gestorben.

Bei einem 34jährigen Mann mit Leukämie haben, wie der Arzt mir sagte, die Untersuchungen und Medikamente die Krebszellen noch mehr gereizt, so daß man die Medikamente absetzte und obwohl er »seit langem fällig ist«, lebt er noch. Besonders betroffen hat mich Ihre Kritik an den Krankenhäusern und Ärzten gemacht, denn vor einem Jahr starb mein Vater, 67 Jahre alt, an dieser Krankenhausmaschinerie. Am 12. März 1984 wurde mein Vater wegen Hirntumorverdacht in einem Krankenhaus aufgenommen, um einige Untersuchungen zu machen. Für voraussichtlich eine Woche. Nun, man machte Röntgenaufnahmen, EKG, EEG, Computertomographie, und man entdeckte keinen Tumor, nur einen unregelmäßigen Zuckerspiegel. Dann mußte man wissen, woher das käme, obwohl es unerheblich war, und bis zum 28. April wurde er von Kopf bis Fuß geröntgt, Kontrastmittel eingegeben, Magen-Darmspiegelung, Rückenmarkpunktion gemacht und und und . . .

Mein Vater wehrte sich gegen so viele Untersuchungen, denn er fühlte sich zunehmend geschwächt, und des öfteren sagte er uns, er würde nicht lebendig aus dem Krankenhaus entlassen. Ein paarmal wurde er ohnmächtig. Ich versuchte mit den Ärzten zu reden, aber sie drohten nur, ich müßte dann die Verantwortung übernehmen, gaben nur unfreiwillig Auskunft und nahmen Rache an meinem Vater für meine »Unverschämtheit«. Zu Ostern durfte er nicht nach Hause, obwohl man in all den Tagen keine Behandlung vornahm. Schließlich wurde er Donnerstag ohne Befund »völlig gesund« entlassen. Am Samstag erlitt er einen Anfall, und gegen seinen Willen schleppte ich ihn ins

Krankenhaus, ich traute immer noch den Ärzten. Bei der Aufnahme waren nur sehr junge und wenig erfahrene Ärzte da, die sofort wieder ein Ungetüm an Aufnahmen und Untersuchungen veranlaßten, obwohl ich auf das andere Krankenhaus aufmerksam machte und die ganzen Untersuchungen, die schon gemacht worden waren. Der Arzt, der sonst bestimmt zu keinem Befund gekommen wäre, ignorierte es. Als mein Vater ins Röntgen kam, konnte man es nicht mehr machen, er war im Koma mit einem Schlaganfall. Er kam nochmals zu sich, und in seiner Hilflosigkeit schrie er und schlug gegen das Bett, er wollte weg. Man band und schnürte ihn ans Bett. Es war schrecklich. Ich hatte Hoffnung, weil mein Vater sich so gegen den Tod wehrte und bat den Arzt, ihm zu helfen, aber in einer unheimlichen Arroganz sagte er, »mein Vater wäre statistisch gesehen alt genug«.

Während der ganzen Zeit kämpfte ich mit mir, meinen Vater aus dem Krankenhaus zu nehmen, wie er es wollte. Aber dann war die Hoffnung da, die eigentlich gar keine war, denn die Ärzte haben genau gewußt, daß sie nichts für ihn tun konnten, gaben mir aber das Gefühl, sie täten alles.

Nach einer qualvollen Verlängerung des Lebens starb mein Vater am Mittwoch, dem 2. Mai, allein in einem Krankenhauszimmer, steril, ohne Familie, denn wir durften nicht dort übernachten.

Später erfuhr ich von unserer Hausärztin, daß die ganzen Untersuchungen ihn höchstwahrscheinlich so geschwächt haben, daß es zu diesem Schlaganfall kam. Auch danach ihn ins Krankenhaus zu bringen, war falsch. Der Schlaganfall hätte sich entweder stabilisiert, oder er hätte einen kräftigeren bekommen, aber auf jeden Fall wäre er menschenwürdig gestorben. In meiner Gegenwart rief die Ärztin im Krankenhaus an und beschimpfte die Ärzte, die gar keine wären, weil sie das Menschliche außer acht ließen.

Sie sagen, vielleicht müßten die Ärzte so »hart« sein, damit sie ihren Beruf verkraften, ich glaube eher, es ist tödlich, wenn man in so einem Beruf die Sensibilität verliert.

Zur Zeit bin ich selbst in einer Kurklinik. Der Tod meines Vaters, meine Ohnmacht, meine Schuld lassen mich nicht das Gleichgewicht wiederfinden. Oft überlege ich, was ich gegen solche Ärzte, Krankenhäuser und Pharma unternehmen kann, aber mir fällt nichts Gescheites ein.

Liebe Frau Friebel-Röhring, ich werde Ihr Buch in meinem Bekanntenkreis empfehlen und auch die von Ihnen vorgeschlagenen Bücher eifrig lesen. Ihr Buch verstand ich nicht als Rezept, denn ich glaube nicht, daß alle Menschen Ihre intellektuellen Fähigkeiten und Willen haben, aber als einen Anstoß, auf die innere Stimme zu hören, sich mehr zu informieren und auch meine eigene Position, andere, die krank sind, zu überdenken und vielleicht auch nichts hinzunehmen.

Frau B. aus München schreibt:

Sehr geehrte Frau Friebel-Röhring!

Als begeisterte Leserin Ihrer Bücher will ich Ihnen hierdurch mitteilen, daß ich mit allen Ihren Ausführungen, was Krebs anbelangt, übereinstimme. Ich bekam nach meiner Brustkrebs-Amputation sehr viel Mut durch Ihre Bücher. Ich wurde im September 1987 hier in München-Großhadern operiert und habe jede Nachbehandlung abgelehnt. Ich mußte sogar unterschreiben, daß ich die Chemotherapie verweigere, nachdem drei Lymphknoten auch von Krebs befallen waren. Seit acht Wochen vor der Operation und gleich danach spritzte ich selbst die Mistel, trinke die Kräutertees nach Maria Treben und halte Diät (ohne Fleisch, Zucker, Weißmehl). Ferner habe ich eine positive Einstellung, seit ich die Bücher von Murphy und

Freitag gelesen habe und kann sagen, daß ich mich sehr wohl fühle. Nach vier Monaten Pause habe ich meine Tätigkeit bei meiner Firma als Buchhalterin wieder aufgenommen.

Drei Wochen nach meiner Amputation der linken Brust hat mich mein Arzt für drei Wochen in die Klinik nach Öschelbronn (b. Pforzheim) geschickt. Auch dieses Haus wird von Antroposophen geführt, und ich kann es bestens empfehlen. Ich habe mich dort sehr gut erholt.

Ich werde weiterhin Ihre Bücher bestens empfehlen.

Am liebsten würde ich jede Woche in unsere Münchner Klinik gehen und allen Brustkrebsoperierten Ihr gutes Buch »Ich habe Krebs! – Na und?« empfehlen. Da ich aber noch 1½ Jahre voll berufstätig bin, habe ich derzeit keine Möglichkeit. Aber für meinen Ruhestand habe ich schon einiges vor. Ich habe auch alle Bücher gelesen, die Sie, verehrte Frau Friebel, empfohlen haben. Derzeit bearbeite ich das Buch »Die Krebsmafia«. Ich unterstreiche alles Wissenswerte, damit ich auch Ärzten gegenüber Rede und Antwort stehen kann.

Ich kann Ihnen noch einen Beitrag liefern, den Sie gern veröffentlichen dürfen:

Als 21jährige suchte ich den Frauenarzt Dr. G. auf, da meine Periode ausblieb. Bei der Untersuchung stellte der Arzt fest, daß ich eine Zyste an der Gebärmutter hätte und ich müßte sofort mit Leibschnitt operiert werden. Ich sollte mich sofort in seiner Privatklinik um ein Bett bemühen. Ziemlich niedergeschlagen kam ich zu meiner Mutter nach Hause. Sie hatte mir dann geraten, doch ihren Frauenarzt aufzusuchen, denn auf das Urteil von einem Arzt läßt man sich nicht operieren.

Wie recht sie hatte. Bei der folgenden Untersuchung stellte sich heraus, daß ich keine Zyste hatte und der Arzt gab mir Tropfen, damit, wenn keine Schwangerschaft vorliege, die Periode wiederkäme. Nach Einnahme der Tropfen kam am 4. Tag meine Periode wieder, und ich bekam in den nächsten Jahren noch drei gesunde Kinder und bis heute mit 59 Jahren fehlt mir nichts im Unterleib. Dies war mir eine Lehre für mein ganzes Leben. Bevor ich meine Brust entfernen ließ, habe ich auch einige Ärzte aufgesucht und mich vergewissert, ob es nötig ist. – Ich bin heute der Auffassung, besonders die Chirurgen machen alles mit den Patienten, weil sie viel verdienen wollen.

Allen meinen Bekannten und Verwandten rate ich, seinen eigenen Körper kennenzulernen, auch mit Kneippanwendungen, Heilkräutern und natürlicher Lebensweise (soweit dies bei unserer Umwelt noch möglich ist) seinen Körper gesund zu erhalten.

Wie gesagt, diese Briefe stehen ans Stelle für viele Berichte! Ich rate Frauen, die mich anrufen und sagen: »Man hat bei mir einen Gebärmutterkrebs festgestellt« sofort, noch zu zwei bis drei anderen Ärzten zu gehen! Ihnen aber nicht zu sagen, daß man schon ein Gutachten in der Tasche habe. Endresultat, sie haben jetzt vier verschiedene Gutachten! Dann wachen die Patientinnen sofort auf und begreifen, daß die Allmacht der Ärzte erhebliche Schwächen aufweist!

Von dem »Überangebot« an Untersuchungen, besonders an älteren Menschen, durfte ich leider neulich selbst erleben, daß man auch vor 80jährigen Frauen, die nur an Altersschwäche leiden, nicht haltmacht! Bis die Achtzigjährige so verzweifelt und wütend sich widersetzte. Da hörte man auf. Vielleicht auch nur, weil sie Privatpatientin war und man Angst hatte, es könne vielleicht ein Nachspiel geben.

Die Tragödien reißen einfach nicht ab.

Bis zur heutigen Stunde lachen die Ärzte im Krankenhaus, wenn ein Patient sagt: »Ich weiß, daß Fieber etwas Gutes ist. Es ist eine ausleitende Erkrankung! Durchfall auch!«

Antwort: »Sie haben eine dicke Entzündung im Körper, wir müssen sofort das Fieber mit Antibiotika unterdrükken. Und was Ihr Immunsystem betrifft, das ist eh kaputt! Wir müssen sofort Antibiotika geben!« Das wurde vor genau acht Wochen zu einer Wöchnerin gesagt! Sie lag auf der Station, auf der ich seinerzeit auch gelegen habe. Sie ließ sich zum Glück nicht verrückt machen und besorgte sich Brennesseltee und rote Säfte für die schlechten Blutwerte. Als sie damit anfing, bekam sie Durchfall und Fieber. Die Blutwerte waren schlecht.

Sie machte gegen das Fieber kalte Wadenwickel! In dem Krankenhaus kam man nur mit Panik. Da sie aber auch Privatpatientin war, ließ man sie noch in Ruhe!

Innerhalb kürzester Zeit verbesserten sich die Blutwerte und Durchfall wie Fieber waren verschwunden.

Ohne Antibiotika!

Man bedachte diese Tatsache mit Schweigen.

Wachen Sie also endlich auf! Es ist Ihr Leben! Sie haben nur dieses eine Leben für diese Welt!

Gute Nerven sind das halbe Leben

Eigentlich wollte ich jetzt ein großes Kapitel über die Seele schreiben. Doch die dringenden Bitten, etwas mehr auf die Nerven einzugehen, haben meinen Entschluß geändert. Frauen rufen immer wieder verzweifelt an und sagen: »Meine Nerven halten es nicht aus. Ich habe ja solche Angst. Wenn ich doch bloß gute Nerven hätte, dann könnte ich mich auch viel mehr wehren.«

Ja, es ist tatsächlich für uns Krebspatienten lebenswichtig, starke Nerven zu behalten. Man wird ja von allen Seiten bedrängt. Jeder weiß es besser und hat doch keine Ahnung! Seinerzeit habe ich mir zum Prinzip gemacht, nur denen zuzuhören, die wirklich nichts davon haben, ob ich es jetzt tue oder nicht. Vor allen Dingen hörte ich zu, wenn Menschen auch Krebs hatten! Die lügen nicht mehr! Die wollen einfach nur helfen. Niemand kann uns wirklich verstehen – nur Leidensgenossen können das!

Darum versuche ich jetzt, noch etwas über die Nerven zu bringen.

Dabei fand ich bei Cayce folgendes: »Was wir Bauch- oder Magenschmerzen nennen, sind immer Schmerzen der äußeren Gewebe und Nervenstränge. Verstopfung bedeutet also Kopfweh und Schwindel. Viele Nervenkranke leiden an Verstopfung.«[16] Das ist ja wirklich lustig! Wieder mal eine »Fliege« erwischt. Den Darm halten wir ja schon in Ordnung, liebe Kranke, also müßte es jetzt auch mit den Nerven »aufwärts« gehen! »Selbst Schwermütige werden von der Verstopfung befallen.« Ach Gottchen, wenn das stimmt, dann könnte man denen sehr gut helfen! Doch welcher Mediziner denkt schon an so etwas »Überflüssiges« wie unseren Darm?

Kein Organ leidet so sehr an Störungen und Giften wie die Nerven und das Gehirn, wenn der Darm nicht in Ordnung ist! Nervenzentren haben einen regeren Stoffwechsel als Nervenstränge und Nervenenden. Angehäufte Giftstoffe im Darm, als Folge träger Verdauung, werden also auch die Geisteskraft schwächen. Ja, sicher! Das sagen mir die Menschen immer wieder: »Wenn ich erst einmal mit dem Teetrinken anfange, habe ich das Gefühl, so eine Art Grauschleier im Gehirn geht weg.« Ich selbst habe es bei mir auch feststellen dürfen! Der Verstand wird mit anderen Worten immer brillanter!

Bewegung in frischer Luft ist ebenso wichtig. Dadurch wird dem Blut mehr Sauerstoff zugeführt, der in wirksamer Weise hilft, die Gifte zu verbrennen und auszuscheiden.

Über den Sauerstoff und seine positiven »Folgen« habe ich ausführlich geschrieben. Erkennen Sie jetzt die vielen Zusammenhänge? Bei Dickdarmentzündungen werden in jedem Falle Gehirn und Nerven in Mitleidenschaft gezogen. Fäulniserregende Darmbakterien verursachen eine dauernde Beunruhigung der Nervenfasern, was sich in unserem Gemüt durch Nervenschwäche, Reizbarkeit, Mißmut, düstere Lebensauffassung, ja bisweilen durch Grausamkeit zeigt. Wenn man seinen Darm in Ordnung hält, kann man gar nicht mehr krank werden!

Jetzt begreifen wir auch, warum!

Wir lassen uns sozusagen kein X mehr für ein U vormachen! Wir wachen auf! Lassen uns somit nie mehr in Panik versetzen.

Liebe Leser, ich kann sagen, wenn Sie endlich anfangen, all die Ratschläge zu beherzigen, können Sie sich auch ganz beruhigt den Ärzten stellen. Ziehen Sie es wirklich durch, werden Sie letztendlich mit starken Nerven belohnt!

»Aber vergessen Sie auch nie mehr, Ärger und Zorn können das Gemüt ebenso zerstören wie jede andere Krankheit.«[16]

»Akupressur beschleunigt die Blutbewegung, regt die Drüsenfunktion an, fördert die geistige Entspannung und hilft Abfallstoffe aus Muskeln und Organen abbauen«, weiß Helmut Löffler zu sagen.[14]

In meinem Buch »Sind wir schon alle Versuchskarnikkel?« bin ich ausführlich darauf eingegangen, und jeder kann es selber ausführen.

In dem Buch »Übernatürliches Leben« habe ich folgendes gelesen, was sehr wichtig ist, zu wissen.

Es kommt sozusagen von Gott:

»Nie werde ich dich aufgeben und nie dich verlassen. Gott bezahlt alle Rechnungen, die er genehmigt hat. Daß Gott alles bereitstellt, was man braucht. Wenn uns etwas fehlt – viel oder wenig – Gott liebt uns so sehr, daß er es uns geben will.

Es ist Satan, der alle guten Dinge zu verzerren und entstellen versucht. Die heilende Kraft des Lachens! Die Heilkräfte des Lachens müssen wohl eine große Reichweite haben, tief hinein in das Herz und die Gefühle. Irgendwie müssen sie Säfte im Körper anregen, die eine heilende und reinigende Wirkung haben. Ein fröhliches Herz tut dem Leib wohl, ein bedrücktes Gemüt läßt die Glieder verdorren. Wenn Gott unser Lachen für seine Zwecke einsetzt, dann wird es heilig. Es gibt einen Ort und eine Stunde, da antwortet die unüberwindliche Macht des Himmels auf deine beharrlichen Bitten, da steigt Gott herab und kämpft für dich und für mich. Er ist der Ort und die Stunde des Gebets.«[31]

Ich erhielt einen Abzug einer Rede von Frau Dr. Veronika Carstens, gehalten am 17. März 1987 in Kassel. Da sagte sie unter anderem: »Schließlich kam ein drittes Signal aus den USA. Nachdem immer wieder Ärzte berichtet hatten, daß Gebete bei unheilbaren Kranken zu verblüffenden Heilungen geführt hatten, machten sie einen sogenannten Doppelblindversuch, an dem 393 Herzpatienten im San Francisco General Hospital teilnahmen. Für 192 von ihnen wurde regelmäßig gebetet, für die restlichen 201 nicht. Keiner der 393 wußte, zu welcher der beiden Gruppen er gehörte. Und auch die behandelnden Ärzte wußten es nicht. Gebetsgruppen verschiedenster Konfessionen im ganzen Lande beteten regelmäßig für einen der 192 Patienten. Sie kannten den jeweiligen Kranken nicht, sondern erfuhren lediglich seinen Namen, die Diagnose und den gegenwärtigen Gesundheitszustand. Das Ergebnis war verblüffend: Jene Kranken, für die gebetet wurde, benötigten weniger Antibiotika, unter ihnen kamen Lungenödeme seltener vor, und sie mußten in keinem Fall künstlich beatmet werden. Der Herzspezialist Professor Dr. Randy Byrd meinte: ›Dieser Versuch liefert den Beweis dafür, daß es zutrifft, was Christen von jeher glauben. Daß Gott ihre Gebete erhört‹, und verwies auf die Bibel, wo es im fünften Kapitel des Jakobus-Briefes, Vers 16, heißt: ›Des Gerechten Gebet vermag viel, wenn er ernstlich ist.‹

Es scheint, daß der moderne Mensch auf seltsame Weise zu den Ursprüngen zurückgeführt wird. Einerseits durch die Erkenntnis, daß sich nicht alles durch moderne Wissenschaft erzwingen läßt und wir irgendwo an Grenzen stoßen. Andererseits durch die Entdeckung, daß im Irrealen, in der Seele, im Geist ungeahnte Kräfte schlummern, die wir lange Zeit vernachlässigt haben und die wir einbeziehen dürfen in unsere Heilung . . .«

»Und wir werden erleben, daß viel Gutes zu blühen anfängt, nämlich Furchtlosigkeit, Reichtum an Phantasie, Verständnis für den Menschen neben uns, der wie wir unterwegs ist im Labyrinth des Lebens. Wir nehmen uns plötzlich nicht mehr so wichtig und erkennen, daß nicht Selbst*verwirklichung* sondern Selbst*vergessen* der Schlüssel zum Glück ist . . .«

Der Vortrag wurde unter dem Titel »Ganzheitsmedizin« gehalten.

Bemerkenswerte Worte, nicht wahr?

Auf dem biologischen Ärztekongreß in Baden-Baden im November 1987 habe ich von einer Ärztin folgendes erfahren: »Eine Krebspatientin hat sich vier Tage lang in ihrer Wohnung eingeschlossen. Kein Radio, kein Fernsehen, keine Menschen. Nur sie und Gott! Sie hat bis zu 30mal gebetet und sich dabei die Brust gesund vorgestellt! Der Knoten war nach vier Tagen verschwunden. Während der Zeit hat sie auch gemalt, was sie in dieser Stille empfand!«

In »Übernatürliches Leben« habe ich noch etwas Wundervolles lesen dürfen: »Ich habe vor Jahren Gott alle Rechte an meinem Körper übertragen. Die fälligen Reparaturen sind nun seine Verantwortung und gehen auf seine Kosten. Wenn du dich nicht mehr veränderst, dann bist du am Ende. Ich bin überzeugt, daß Selbstmitleid und egozentrische Haltung Lebenskraft verbrauchen und den Prozeß des Alterns beschleunigen.

Körperliche Arbeit fegt den Staub der Selbstsucht hinweg, der sich in meinen Gedanken ansammelt.«[31] Wundervolle Worte, finde ich.

Bei John Diamond habe ich auch wunderbare Sätze gelesen: »Jeder Mensch muß sein eigenes inneres Gleichgewicht, seine eigene Harmonie wieder herstellen, denn das ist das wahre Wesen und die Essenz *jeder Heilung*. Konzentriere dich auf das, was dein Herz sich wirklich wünscht. Finde Kontakt zu den Wünschen deiner Seele, anstatt dir neurotische Bedürfnisse erfüllen zu wollen. Du kannst einem anderen nur das geben, was du dir schon selbst geschenkt hast oder bereits besitzt, das heißt, du kannst andere erst dann bedingungslos lieben, wenn du dich selbst bedingungslos und aufrichtig liebst und akzeptierst, wie du bist.«[2]

Wirklich, das ist sehr schwer! Besonders wenn man von den Ärzten verstümmelt worden ist. Ich habe auch eine ganze Weile dazu gebraucht, es hinzunehmen und mich wieder zu lieben. Ich habe lange Zeit geglaubt, es sei überflüssig. Es stimmt nicht. Man muß immer bei sich anfangen!

Lachen ist innere Gymnastik, für die Organe eine Art Jogging!

Wunderbar gesagt, nicht wahr?

Diamond sagt: »Eines der größten Probleme der modernen Psychiatrie ist die Tatsache, daß der Patient bei jedem Gespräch dazu aufgefordert wird, sich mit dem Negativen zu befassen und dem Psychiater in aller Ausführlichkeit zu erzählen.«[2]

Daß in Extremfällen allein schon Gedanken heilen oder töten können, daran denken sie wohl nicht. Unsere positiven Gedanken sind unser stärkstes Mittel in der Vorsorgemedizin.

Die moderne Psychiatrie ist leider von dem Gedanken besessen, genau festzustellen, warum wir Schwierigkeiten haben. Wir brauchen nur herauszufinden, welches negative Gefühl uns zu schaffen macht.

Viele Depressive sind einfach nur unglücklich, darum auch unechte Selbstmordversuche.

Echte Depression hat immer etwas mit einer kranken Leber zu tun. Das ist schon etwas Einmaliges, nicht wahr? Eine kranke Leber, und man ist nicht gottgläubig! Hat man aber wieder eine »saubere« Leber, findet man Gott und kann einfach nicht mehr depressiv sein! Im Glauben lebt es sich wundervoll! Sie glauben das nicht? Versuchen Sie es einmal! Dann begreifen Sie, wie schön das Leben sein kann!

Menschen mit Leberproblemen beklagen sich auch fortgesetzt, daß ihnen nicht genug gegeben wird und sind deswegen tiefinnerlich unglücklich. Lebertypen sind »Wenn«-Typen. »Wenn ich reiche Eltern gehabt hätte, dann hätte ich das und das gekonnt«, ». . . wenn ich einen anderen Mann gehabt hätte . . .« Sie bleiben bei dem Wörtlein »Wenn« stehen und tun nichts! Sie sind so sehr damit beschäftigt, Ausreden zu erfinden, um zu »beweisen«, daß sie im Grunde genommen unschuldig sind, warum alles nicht so ist, wie man es gerne möchte. Findet man aber zu Gott, nimmt dieser einem ganz fix das Wörtlein »Wenn« weg. Man kann es nicht mehr sagen, man begreift dann sehr schnell, ich bin für alles verantwortlich! Ganz besonders für mein Leben!

Depressive Menschen leiden unter Verstopfung und sagen sehr oft, sie seien voll von Bösem und Schlechtigkeit. Sie haben dann oft Selbstbestrafungswünsche. Schuld kann also zu einem unglaublich mächtigen negativen Gefühl werden.

Demzufolge sitzt unser Gewissen im Dickdarm!

Diamond hat das sehr treffend gesagt.

Ich habe ja auch schon geschrieben, daß wir unsere eigene persönliche »Senkgrube« mitschleppen, wenn wir keinen gesunden Darm haben. Wir vergiften uns selbst und treiben uns so immer tiefer in die Krankheit. So tief, daß wir Nerven und Psyche vergiften. Nicht die anderen. Nicht die Umwelt, sondern ich persönlich bin dafür verantwortlich. Da Darmkrankheiten bedeuten: von einer Sache, Person, Idee einfach nicht loslassen wollen, können wir uns ja auch so schlecht heilen! Man muß seinen eigenen Schatten überspringen, mit Nahrung und Kräutern sich selbst behandeln. Dann müssen wir mit dem richtigen Denken beginnen.

Die Freude des Herzens macht das Gesicht fröhlich. Wer mit Tränen sät, wird voller Freude ernten. *Geduld* ist ein Heilmittel für jede Krankheit. Die moderne Psychiatrie verstärkt oft unser Gefühl der Hilflosigkeit und Abhängigkeit, weil sie den Willen des Patienten außer acht läßt.

Liebe ist die Lektion, die Gott uns lehrt!

Ein Gedanke kann, wie Sie leicht beweisen können, die Energie in Körperorganen verändern. Gedanken können Krankheiten heilen. Liebe zu unserem wahren Selbst, dem besten Selbst, das wir sein können, spornt uns dazu an, besser, gesünder, reifer zu werden. Liebe ist Gesundheit. Liebe ist Leben.

Man hat schon lange herausgefunden, daß menschliche Zuwendung guter Ärzte die Selbstheilungskräfte ganz erheblich anregt. Fast jeder Mediziner kennt Fälle von Selbstheilung, die plötzliche Rückbildung von Tumoren, Spontanheilung.

Aber Henry Ford sagte schon mal verbittert: »Die Menschen sterben lieber, als daß sie nachdenken!«

Auf meinen Vorträgen betone ich immer zum Schluß: »Nehmen Sie Ihr Schicksal sofort an! Sie können noch so sehr schreien und fluchen, niemand nimmt es Ihnen ab. Setzen Sie sich mit Gott auseinander! Überdenken Sie Ihr Leben. Fragen Sie sich, was die Krankheit Ihnen sagen will. Reinigen Sie Ihre Seele!«

Damals habe ich sehr schnell begriffen, ich bin krank geworden, ich habe etwas falsch gemacht! Dann muß ich mich also ändern, nicht die anderen. Wenn ich das tue, dann kann ich mich auch wieder entblocken und frei werden.

Wenn Sie das geschafft haben, dann werden Sie eines Tages auch sagen können, ich danke dem Schicksal, daß es mir den Krebs gegeben hat. Jetzt lebe ich erst richtig!

Wer aber seine Krankheit unbewußt braucht, etwa um Aufmerksamkeit oder Mitleid zu erregen, wird sie nicht loswerden.

Krankheit macht ehrlich!

Es gibt Heilung bei Krebs: Liebe!

Liebe zu allen Menschen fließen lassen! Sich öffnen! Nicht mehr sein Ich beweihräuchern. Man muß endlich den Mut aufbringen und sich so sehen, wie man wirklich ist! Wenn man das schafft, hat man seine Krankheit besiegt! Detlevsen schreibt: »Krebs hat nur Respekt vor der wahren Liebe! Symbol der wahren Liebe ist das Herz. Das Herz ist das einzige Organ, das von Krebs nicht befallen werden kann!«

Sollte uns das nicht zu denken geben?

Liebe fürchtet auch den Tod nicht! Schon Hippokrates sagte vor zweieinhalbtausend Jahren: »Wenn du nicht bereit bist, dein Leben zu ändern, kann dir nicht geholfen werden.« Wir müssen die Dinge nehmen wie sie sind, und nicht, wie man sie haben möchte.

Die Geschichte der Menschheit zeigt immer wieder: Das Wunder von gestern ist die Wissenschaft von heute, und die Wahrheit von heute ist der Irrtum von morgen!

Was ich noch sagen wollte

Ich bin am Schluß angelangt. Dabei gäbe es noch vieles zu schreiben und noch so manches zu erklären, wie man sich selbst heilen kann. Besonders wichtig wäre ein Kapitel über die Seele sowie die Dufttherapie und die Beeinflussung von Farben und Kristallen, die Astrologie und die Umwelt.

Von meiner Warte aus kann ich nur empfehlen, fangen Sie alles nacheinander an. Machen Sie nicht alles auf einmal. Sie haben Zeit. Sonst bricht die Abwehr zusammen. Immer wenn ich mit etwas begonnen habe, und waren es nur drei Möhren am Abend zu essen, hatte ich nach einer gewissen Zeit »Nebenwirkungen«, d. h. Überreaktionen. Sie sind zwar wichtig, und ich begrüße sie auch, aber zu viele »Nebenwirkungen« auf einmal könnte mein Körper nicht verkraften.

Bestimmte Dinge sind für immer einzuhalten. Das ist für Krebsmenschen lebenswichtig!

Täglich erhalte ich Bücher, Fotokopien und Berichte sowie Briefe. So bekam ich neulich das Wissen über Sauerkraut! Es ist der höchste Vitamin-C-Träger schlechthin! Da kam mir die Idee, Tumore mit Sauerkraut belegen zu lassen, damit das Vitamin C direkt an den Krebs kommt. Ein »Versuchskarnickel« macht es im Augenblick. Gestern (26. Juni 1988) rief diese Frau an und berichtete, daß der Knoten immer kleiner und weicher wird. Sie macht jetzt schon seit sieben Wochen Heilerde- und Sauerkrautauflagen. Täglich ißt und trinkt sie alles, was ich ihr gesagt habe.

Nur mit der Psyche hat sie noch Probleme. Unter anderem habe ich ihr auch gesagt, daß die Lymphbahnen in gewissen Abständen eine Art Schleusentore besitzen. Diese schließen sich durch Angst! Davor staut sich dann der ganze Dreck, und es kommt zur Knotenbildung. Man kann sie wieder öffnen, indem man angstfrei wird!

Angst schließt die Tore immer fester zu!

Werden Sie deshalb angstfrei – für immer!

Noch einmal: »Es ist nicht wichtig, wie lange ich lebe, sondern wie ich lebe!«

Wenn Sie das annehmen, sind Sie frei!

Nachfolgend die Adresse von dem Willi-Keller-Institut, von dem ich eingangs gesprochen habe:

Willi-Keller-Institut
August-Bebel-Str. 87
6800 Mannheim 24

Ich betone es nochmals. Ich mache furchtbar ungern für jemanden Reklame. Ich möchte absolut sauber bleiben in dieser Richtung. Aber ich finde es wirklich wichtig, daß wir uns durch richtiges Atmen wieder »hinkriegen«! Vor allen Dingen kann man es kostenlos selbst durchführen, wenn man einmal angewiesen wurde.

Wie Sie sehen, liebe Leser, zitiere ich immer wieder. Zentnerweise habe ich Bücher studiert und mich bemüht, »wissenschaftliche Beweise« zusammenzutragen und mit eigenen Erfahrungen und Überlegungen zu einem, so hoffe ich, spannenden und hilfreichen Buch zu vereinen. Leicht hätte ich ein Buch von 500 Seiten schreiben können. Das hätte den Rahmen gesprengt. Ich war bemüht, mich auf das Wesentliche zu beschränken und zusammen mit dem Verleger ein für Sie preiswertes Buch zu erstellen.

Ich kann Sie nur auffordern, viel zu lesen. Informieren Sie sich, und man kann Sie nicht mehr kaputtmachen.

Sollten Sie interessante Erfahrungen gemacht haben, schreiben Sie mir. Ich bleibe so offen, und wenn es notwendig ist, schreibe ich ein neues Buch.

Die Welt bleibt ja nicht stehen!

So können Sie mich erreichen (bitte Rückporto nicht vergessen):

Gisela Friebel-Röhring
Haus Angelmodde 10
48167 Münster

Tumortee-Zubereitung

Anleitung genau beachten

300 Gramm Ringelblume
100 Gramm Schafgarbe
100 Gramm Brennessel
500 Gramm

Pro ¼ Liter von der Mischung 1 Teelöffel zugeben.
Das Wasser kochen, dann von der Flamme nehmen.
Teemischung zugeben, 1 Minute ziehen lassen.
Dann alle 5–10 Minuten einen Schluck trinken.
Tägl. 2–2 ½ Liter trinken.

Nachtrag zur 4. Auflage
Was ich noch sagen wollte

Wußten Sie eigentlich, daß fließende Energie für uns lebenswichtig ist? Nein? Ich auch nicht! Haben Sie schon mal von einer Zellstrom-Creme Biosun mit energetisch regulierender Funktion gehört oder gelesen? Nein? Ich auch nicht! Als ich aber dann erfahren mußte, daß ausgerechnet Narbenbildungen, die ja nach jeder Operation auftreten, *immer* eine Störung des Energieflusses darstellen, wurde ich doch sehr hellhörig. Kaum eine Frau weiß, daß jeder chirurgische Eingriff eine Störung nach sich zieht!

Wenn ich damals gewußt hätte, daß man mit einer Creme viele Schmerzen hätte vermeiden können, wäre ich jedem, der mir davon Mitteilung gemacht hätte, um den Hals gefallen. Jetzt, über 9 Jahre nach meiner Erkrankung, stoße ich auf eine Creme, die Ihnen, liebe Leserin, wenn Sie sich in der gleichen Situation wie ich damals befinden sollten, helfen wird, mit diesem Problem viel besser fertig zu werden.

Als ich das erste Mal von Biosun hörte, wollte ich es noch nicht so recht glauben. Dr. Hoffmann kann auf seine Art sehr penetrant werden. Immer wieder erzählte er mir von der phantastischen Wirkung dieser Creme. Warum soll nicht auch ein Arzt mal etwas Gutes entdecken? sagte ich mir nach vielen Monaten und fing an, mich mit Biosun zu beschäftigen.

Erstaunlich ist, daß man offensichtlich nicht nur störende Narbenbildungen nach Operationen vermeiden und unauffällige Narben bewirken kann, sondern daß auch große sowie wulstige Narben allmählich ihren Störeinfluß verlieren.

Ich will damit sagen, saß der Energiefluß sich normalisiert durch Behebung von Energieflußstörungen durch die Creme Biosun »électrique«. Inhaltsstoffe: ION 93, ionisierte Spurenelemente, Calcium, Magnesium, Kalium, Natrium, Eisenkraut, Bienenwachs, Wollwachsalkohol (besitzt eine ausgezeichnete Wasser-in-Öl emulgierende Eigenschaft. Als Hilfe zur Erhaltung der Schmiegsamkeit der Hautoberfläche, die das Eintrocknen und die dadurch verursachte Sprödigkeit oder Rissigkeit der Haut vermeidet).

Diese Inhaltsstoffe bewirken die oben beschriebenen Therapieerfolge. Durch das Eisenkraut erhält die Creme einen wunderbar angenehmen Duft.

Dr. Hoffmann berichtete mir, daß er trotz vieljähriger Erfahrung keine bessere vitalisierende, regenerierende, straffende (d. h. bindegewebsstärkende) Behandlungsmöglichkeit der Haut kennengelernt habe. An erster Stelle steht neben einer Sanierung der bio-energetischen Situation immer die *Entstörung der Narben.* »Creme électrique« leistet hier Hervorragendes auch und gerade bei *tiefliegenden* und *inneren* Narben. Die Creme wirkt oft schon nach mehrwöchiger Behandlungsanwendung so erfolgreich wie das Unterspritzen des Narbengewebes durch einen Arzt. Jede auch noch so kleine Narbe, auch im Bereich der Finger, des Gesichtes und des Urogenital-Traktes, ist mit »électrique« großflächig einzureiben. Operationsnarben, Sportverletzungen an Muskeln und Bändern sind auch noch lange nach ihrer Entstehung oftmals dringend entstörungsbedürftig. Große Narben reagieren nach sechs Wochen bis zu 50% auf eine Besserung, wenn man zweimal täglich die Creme verwendet.

Die Creme kann selbst im gynäkologischen Bereich unbesorgt angewendet werden, da sie frei von chemischen

Konservierungsstoffen und nicht parfümiert ist. Wo die Creme schmerzstillend wirkt, tut sie das dadurch, daß sie den *energetischen Fluß* bzw. das Fließen körpereigener Ströme in Gang bringt. Der Schmerz ist der Schrei des Körpers nach fließender Energie.

ION 93 = durch diese besondere Formel werden die Zellen der Haut energetisch aktiviert, *nachhaltig belebt und verjüngt.*

Biosun-Creme bringt die bio-elektrische Zellenergie der Haut wieder zum Fließen, lokal, reflektorisch und über die Meridianströmungen. Das beweist jedes geeignete Meßgerät! Der pH-Wert von 6,0 sorgt außerdem für ein optimales Hautmilieu. Die Creme ist selbst für hochempfindliche Haut geeignet.

Viele Ärzte und Heilpraktiker haben diese Creme schon ausprobiert. Auch ich benutze sie seit einiger Zeit ganz intensiv und erfreue mich immer wieder über den schönen frischen Duft. Meine Haut fühlt sich richtig samtig an. Sie können, liebe Leserin, diese Creme ebenfalls für die Brustnarben verwenden. Auch im Bestrahlungsfeld sollte man damit arbeiten. Ich wäre Ihnen sehr dankbar, wenn Sie mir schreiben, welche Erfahrungen Sie gerade mit Ihren Problemen gemacht haben.

Die Creme wirkt hautunterstützend bei: Akne, Besenreisern, Falten, Laserbehandlungen, Narben, Orangenhaut, Schlankheitskuren, Schwangerschaftsstreifen, Sonnenbrand, straffenden Behandlungen, Auffrischung von Verjüngung der Haut.

Creme électrique ist also vitalisierend und regulierend, regt auch den Zellstoffwechsel an, wirkt entspannend, macht die Haut zarter und gibt natürlichen Schutz.

Lotion électrique ist eine Breitband-Regulation für den ganzen Körper.

Creme intensive verjüngt und reinigt angegriffene, alternde und großporige Hautpartien. Sie reguliert die energetischen Hautfunktionen, regt den Zellstoffwechsel an. Sie ist vielseitig einsetzbar zur Unterstützung kosmetischer Behandlungen nach Sonnenbrand und Verbrennungsfolgen und bei allen möglichen Hautproblemen. Inhaltsstoffe: Wirkkomplex ION 93, Calcium, Magnesium, Kalium, Natrium, Ringelblumen-, Aloe-, Echinacea-, Kamille-, Käsepappel-, Hammamelis-, Klettenwurzel-, Walnuß-, Johanniskraut-, Arnika-, Wiezenkeimextrakte-, Bienenwachs und Wollwachsalkohol.

Creme aktiv strafft und glättet das Hautgewebe im Gesicht, am Bauch und Beinen, besonders bei Orangenhaut und Schwangerschaftsstreifen. Sie reguliert und aktiviert die energetischen Hautfunktionen, regt den Zellstoffwechsel an.

Inhaltsstoffe: Wirkkomplex ION 93, Calcium, Magnesium, Kalium, Natrium, Eichenrinden-, Ackerschachtelhalm-, Ringelblumen-, Beinwell-, Weinzenkeimextrakte, Bienenwachs, Wollwachsalkohol.

Creme regenerativ belebt und kräftigt das Wohlbefinden von Muskeln und Gelenken. Sie reguliert die energetischen Hautfunktionen bei Verspannungen, Muskelkater und allen Massagen. Sie ist ideal vor und nach körperlicher Belastung und sportlichen Höchstleistungen.

Inhaltsstoffe: Wirkkomplex ION 93, Calcium, Magnesium, Kalium, Natrium, Beinwell-, Steinklee-, Roßkastanien-, Ringelblumen, Weizenkeimextrakte, Bienenwachs, Wollwachsalkohol.

Nachtrag zur 6. Auflage.

Lieber Krebspatient!

Täglich erhalte ich viele Anrufe, die mich fragen: »Haben Sie in der Zwischenzeit noch mehr neue Informationen bekommen?« Die Zeit bleibt nicht stehen. In der Tat erfahre ich immer wieder von ausgezeichneten Dingen, die in vielen Fällen wirklich helfen können.

Ich werde Ihnen also hier an dieser Stelle einiges erklären. Entscheiden können Sie dann selbst, wie Sie als Krebspatient leben möchten. Bevor ich also informiere, möchte ich Sie nochmals ausdrücklich darauf hinweisen, daß es lebensnotwendig ist, daß Sie sich basisch ernähren. Nur so hat Ihr Körper eine Chance, den Krebs zu besiegen. In meinem Ernährungs/Kochbuch »Wer ist Gesundheitskiller Nr. 1?« sind sehr viele Rezepte. Wenn Sie sich danach richten, können Sie in Sachen Kocherei nichts mehr falsch machen. Alle Rezepte sind unter dem Aspekt »basisch« ausgesucht worden.

Ich möchte Ihnen zusätzlich raten, sich täglich 3 mal mit einem Teststreifen zu überprüfen, ob Sie sich wirklich basisch ernähren. Sie können sich damit ganz leicht und einfach selber testen. Der Streifen verfärbt sich sofort. Eine Tabelle ist in jeder Packung abgedruckt. Wie wichtig Vitamine sind, habe ich schon ausführlich beschrieben. Leider gibt es auch in dieser Hinsicht sehr viele chemische Vitamin-C-Präparate auf dem Markt, die man wirklich nicht empfehlen kann. Hüten Sie sich ganz besonders vor Ascorbinsäure. Ich bin seinerzeit nach Holland gefahren und ha-

184

be eine Firma ausfindig gemacht, die nach meinen Vorstellungen für mich ein Vitamin C aus der Acerolakirsche herstellt. Auch die anderen Vitamine müssen eine gute Zusammensetzung haben, sowie Magnesium und Kalk, ganz besonders wichtig für Knochenkrebs. Der Lebertran, 3 Eßl. täglich, sollte unbedingt von der Firma Lamotte, Bremen sein. Er ist unbelastet. Heilerde erhalten Sie auch in der Apotheke.

Und jetzt zu den Informationen:

Zuerst einmal möchte ich Sie auf ein sensationelles Buch aufmerksam machen. Seit über zwei Jahren kenne ich dieses Buch. Mein Wunsch war sofort, es vielen Menschen nahezubringen. Was mich daran hinderte, war der Grund, daß ich nirgends »Purpurplatten« und »Rubingläser« finden konnte. Endlich habe ich beide Dinge aufgetrieben. Das Buch, es heißt: »Sternzeichen« – Die geheimen Botschaften des Universums, von Linda Goodmann.

Wußten Sie z. B. daß, wenn Sie nördlich stehen oder sitzen, Sie alles Positive im Leben erreichen?

Ich wollte es nicht glauben und habe es sofort ausprobiert. Sie staunen nur noch. Rubingläser mit Wasser füllen und in die Sonne stellen und nur noch Rotes essen, und Sie werden staunen, wenn Sie dünner werden möchten. Rot hilft aber auch bei Krebs. Die Krebszelle strahlt rot. Gleiches mit Gleichem heilen.

Jetzt zu den Purpurplatten. Ich weiß gar nicht wie ich beginnen soll. Sie können Schmerzen nehmen, Blumen wachsen besser, weniger Kalk in der Wasserleitung (eine liegt bei mir auf der Wasseruhr), Kaffee und Zigaretten schmecken anders. Wenn ich alles aufschreiben würde, müßte ich viele Seiten füllen. Ich kenne Menschen, die besser schlafen, und wie gesagt, in Sachen Schmerzen sollen sie oft Wunder wirken.

Die Purpurplatten sind aus Aluminium und sind violett eloxiert. Die Platten sind nicht geladen. Die Atomstruktur wurde nur verändert, damit sie im Einklang mit der Lebenskraftenergie ist. In dem Buch erfahren Sie auch die Macht der Farben. Es zeigt auch auf, was man alles mit seinen Zellen positiv verändern kann.

Dann ist da noch ein weiteres sehr gutes Buch. »Die heilende Kraft des Lichts«, von Dr. Jacob Liberman.

Er schreibt wörtlich: »Licht gehört zu den ältesten, einfachsten und wirksamsten Heilmitteln der Menschheit. Der gezielte Einsatz sowohl des Sonnenlichts als auch des künstlichen Vollspektrumlichts sowie spezieller, klinisch erprobter Licht-Therapien vermag viele akute Krankheiten und chronische Beschwerden zu lindern oder sogar zu heilen und zahlreiche psychische Störungen zu beheben.

Dieses Grundlagenwerk der Licht-Therapie faßt die neuesten Ergebnisse der medizinischen Lichtforschung und der vielfältigen, praktischen Anwendungsmethode des heilenden Lichts zugleich abwägend und überzeugend zusammen.

Ich bekam das Buch von Dr. Jacob Libermann »Die heilende Kraft des Lichts« zu Ostern (1993) geschenkt. Zwei Tage später erhielt ich einen Bericht über die »Innere Lichttherapie« mit Bergkristallen und durfte auch sofort Herrn Jensen kennenlernen. Seit 1980 forscht und experimentiert Herr Jensen mit der Wirkung von Bergkristallen auf den menschlichen Organismus.

Inzwischen haben diese Forschungen ergeben, daß praktisch alle degenerativen Entwicklungen und Erscheinungen wieder rückgängig gemacht werden können.

Kranksein wandelt sich wieder in Gesundsein.

Diese erstaunlichen Wirkungen werden dadurch möglich, weil Bergkristalle zu feinstem Pulver zermahlen werden und dann in Form von LICHTKAPSELN eingenommen werden.

Die Erklärung hierfür liegt in den Forschungsergebnissen von Herrn Dr. Fritz A. Popp, der seit über 20 Jahren die Grundlagen und die Wirkungen von schwachen Lichtstrahlungen untersucht und publiziert hat. Bergkristalle sind gespeichertes Sonnenlicht und beinhalten das gesamte Spektrum der Farben wie in einem Regenbogen. Also von DUNKELROT bis DUNKELBLAU.

Als Träger für das Kristallpulver dient Milchzucker, der übrigens völlig frei von Zucker und Eiweiß ist. Durch den konzentrierten Anteil von Milchzucker in den LICHTKAPSELN erfolgt außerdem im Laufe der Zeit eine Darmsanierung, weil Fäulnisbakterien ausgeschieden werden und somit eine gesunde Darmflora entsteht. Wußten Sie eigentlich, daß für die Voraussetzung einer optimalen Immunität zu ca. 80% der menschliche Darm verantwortlich ist? Der Prozeß der Wandlung von Kranksein in Gesundsein benötigt aber ein wenig Zeit, so daß eine positive Wirkung erst nach einigen Wochen eintreten wird.

Unser Organismus benötigt laufend eine natürliche Lichtzufuhr, bekommt aber bekanntlich viel zu wenig davon. Unsere Lebensmittel speichern das Sonnenlicht nur im frischen Zustand. Nach der Zubereitung ist dieses Licht verloren gegangen. Das Sonnenlicht können wir über unsere Haut und über die Augen nur wenige Monate im Jahr aufnehmen. Die regelmäßige Einnahme der LICHTKAPSELN wirkt auf den Menschen wie eine »Lichttankstelle für die Zelle«. Über die vielseitigen positiven Wirkungen der »Inneren Lichttherapie« kann an dieser Stelle nicht weiter ausführlich beschrieben werden. In naher Zukunft schreibe ich ein eigenes Buch über dieses Thema. Um so interessanter ist jetzt ein Artikel aus der Zeitschrift »Frau im Spiegel« vom 1. April 1993 Nr. 14. Da heißt es wörtlich: »Rotlicht heilt Hautkrebs. Jährlich erkranken 64 000 Deutsche am Basaliom, dem häufigsten Hautkrebs. Die Heilung dieses Tumors, der meist im Gesicht auftritt, ist jetzt unkomplizierter geworden. Bei der in der Universitäts-Hautklinik Regensburg angewandten neuen Therapie wird die Geschwulst mit einem biologischen Farbstoff betupft und anschließend 20 Minuten lang mit Rotlicht bestrahlt. Die therapeutische Wirkung der Rotlichtbehandlung beruht auf einer Lichtverstärkung. Meine Devise ist immer, von beiden Seiten angreifen. Innerlich und äußerlich. Für die innerliche Therapie sind die Lichtkapseln inzwischen lieferbar. Herr Jensen ist aber noch einer weiteren Sache auf der Spur. Darüber werden im Augenblick auch Versuche gemacht. Sie sind noch nicht abgeschlossen. (Stand Sept. 1993). Redox-Elektrolyt:

Ist ein Energetikum, welches aufgrund seiner Zusammensetzung im Bindegewebe seine Wirkung entfaltet.

Insofern ist dieses Elektrolyt eine sinnvolle Ergänzung zu den Lichtkapseln, die fast ausschließlich intrazellulär, also innerhalb der Zelle wirken.

Alle Stoffwechselvorgänge, also die Stoffe, die zur Ernährung in die Zelle gelangen und die Stoffwechselendprodukte, die die Zelle wieder verlassen, werden über das Bindegewebe geführt.

Die Flüssigkeit eines gesunden Bindegewebes sollte in einem sogenannten SOL-Zustand sein. In den meisten Fällen aber, selbst wenn man sich subjektiv gesund fühlt, ist das Bindegewebe in einem GEL-Zustand. Dieses bedeutet, daß die Bindegewebsflüssigkeit in einem ungesunden Zustand ist, und somit die Zellen nicht mehr optimal versorgen und entsorgen kann.

Es entsteht ein Stau im Bindegewebe, so daß oftmals Wasseransammlungen gebildet werden, die dann nicht mehr richtig abfließen können. Es kommt zu Schwellungen, Ödemen, Orangenhaut, sowie vielen anderen krankhaften Erscheinungen, die aber meistens nicht mit einem kranken Bindegewebe in Verbindung gebracht werden. Wahrscheinlich Wirkung des Redox-Elektrolyt.

Veränderung der Bindegewebsflüssigkeit von einem GEL-Zustand in einen SOL-Zustand.

Abbau von Wasseransammlungen im Gewebe, mit der Folge der Festigung der Faserstruktur der Muskeln.

Abbau von Störfeldern in Form von Auflösung möglicher Entzündungen. Straffung von Hautpartien in Verbindung mit einer Verfestigung des darunterliegenden Bindegewebes.

Ausscheidung von Giftstoffen mit eventuellen leichten Heilreaktionen, beispielsweise erhöhte Temperatur, und ähnliche Reaktionen.

Wichtig:

Diese Kapsel sollte, wie übrigens alle anderen Kapseln auch, möglichst morgens, ca. 15 Minuten vor der ersten Nahrungsaufnahme, eingenommen werden. Der Grund liegt in der Wirkungsweise von Edelstein-Präparaten. Es ist nämlich fast ausschließlich eine energetische Wirkung, die im menschlichen Organismus dann katalytisch wirkt. Bei gleichzeitiger Nahrungsaufnahme in Verbindung mit Kapseln kommt es sicherlich zu Minderungen im Wirkungsspektrum.

Licht bzw. Lichtenergie repariert radioaktiv verseuchte Zellen.

In dem Buch von Fritz A. Popp, mit dem Titel: »Neue Horizonte in der Medizin«, werden Forschungen und Erkenntnisse veröffentlicht, wonach es bewiesen ist, daß Licht radioaktive Schäden bei der Tumor-Bestrahlung ausgleichen kann.

Insofern erweitern sich die therapeutischen Möglichkeiten der Lichtkapseln um einen sehr wichtigen Faktor. Die Erfolge von Dr. Michael Kohfink in Rußland mit Bergkristall-Kompensatoren bekommen dadurch eine naturwissenschaftliche Erklärung. Herr Kohfink hat nämlich mit Bergkristallen radioaktiv verstrahlte Menschen bis zu 80 % wieder von dieser Strahlung befreit. In dem obengenannten Buch heißt es wörtlich: »Bestrahlt man Zellverbände, die beispielsweise durch hohe toxische Dosen von Röntgenstrahlen nahezu vollständig inaktiviert werden, kurz danach mit einer sehr schwachen Dosis UV-Photonen, dann tritt der eigentümliche, in seiner Bedeutung meines Erachtens bisher weit unterschätzte Effekt auf, daß die Schäden innerhalb weniger Stunden fast komplett behoben sind.

Diese Lichtwirkung funktioniert, wie man heute weiß, bei allen Organismen einschließlich menschlicher Zellverbände.

Wenn es nun also tatsächlich Licht, das UV-Komponenten enthält, in den Zellverbänden gibt, dann ist nicht einzusehen, weshalb es nicht Schäden der DNA, die allein schon wegen der terrestrischen und Höhenstrahlung fortwährend auftreten, nicht mindestens ebenso effektiv reaktivieren sollte, wie dies künstliches, von außen eingestrahltes UV-Licht geringer Dosis auch tut.

Bestrahlte Patienten nehmen täglich 3 Lichtkapseln.

Ein normaler Krebspatient braucht nur täglich eine Lichtkapsel.

Haben Sie Probleme mit dem Bindegewebe, dann bitte 1 Redox plus 1 Lichtkapsel täglich einnehmen.

1 Lichtkapsel plus eine Redox-Elektrolytkapsel.

Es sind Kapseln ohne schädliche Nebenwirkungen. Falls Sie Fieber darunter bekommen sollen, wäre es für Sie als Krebspatient eine sehr günstige Angelegenheit, Fieber zerstört Krebszellen!

Lichtcreme – Haut – Energie – Balsam.

Ist eine Creme, deren Wirkstoffe aus Edelsteinelexier, Rosenöl und Quarzmineralien besteht. Die Creme bewirkt Steigerung der Zellerneuerung, dadurch sichtbare Frische der Gesichtshaut. Förderung der Zellmitose, dadurch Festigung der Hautoberfläche mit Rückbildung von Falten. Außerdem schützt die Creme gegen aggressive Schadstoffe aus der Luft sowie gegen aggressive Strahlen der Sonne. Bei Benutzung von Solarien unbedingt nötig! Die Feuchtigkeit hält ca. 12 Stunden an.

Frau K. J., 82 Jahre, schreibt: »Seit 3 Jahren verwende ich die Creme für das Gesicht. Wenn ich dann nach meinem Alter gefragt werde, dann habe ich oftmals das Gefühl, als wenn man mir nicht glaubt.« Besonders Personen mit allergischen Reaktionen haben keine Probleme mehr mit ihrer Haut. Sollten Sie die Ernährung noch nicht ganz umgestellt haben, kann anfangs die Creme »alten Dreck« herausziehen. Danach ist dann die Haut in Ordnung.

Wenn Sie das Buch »Sternzeichen« besitzen und nach dem letzten Kapitel leben wollen, ist diese Creme sehr geeignet.

Wie wichtig Hirse ist, habe ich ja schon in meinem Buch. »Wer ist Gesundheitskiller Nr. 1?« beschrieben. Man kann Hirse aber auch »äußerlich« anwenden und somit zusätzlich Hilfe erhalten.

Ruhen Sie Ihre Augen aus mit einem Augenkissen. 5 Minuten genügen oft, und schon hat man weniger Probleme mit den Augen. Ihre Augen erholen sich. Sie werden ruhiger und entspannen sich. Sie können das Kissen mehrere Jahre benutzen. Das gilt aber auch für die anderen Hirsekissen.

Ich möchte mein Kissen gar nicht mehr missen. Ich schlafe jede Nacht darauf und habe auch eins auf meinem Bürostuhl liegen.

Aura Soma von Vicky Wall

ist ein Buch, das sich auch mit Farben beschäftigt. Mit farbigen Ölen, genannt Balance-Flaschen. Ich weiß schon sehr lange, daß man auch mit Farben heilen oder die Gesundheit unterstützen kann. In dem Buch »Die heilende Kraft des Lichts«, von Dr. Jacob Liberman, sind viele Beispiele von Medizinern aufgeführt. Inwiefern jetzt die Balance-Flaschen helfen, kann ich nicht sagen. Es ist für mich auch eine vollkommen neue Sache. In dem Buch »Aura Soma« sind 89 Flaschen abgebildet. Nur durch Austesten habe ich folgende Flaschen für Krebspatienten herausgefunden:

Nr. 26, der Schockauflöser. Wenn ein Arzt Ihnen sagt: »Sie haben Krebs«, befindet man sich sofort in einem gigantischen Schockzustand. Dadurch arbeiten die Organe nicht mehr richtig, und die Krebspatienten vergiften sich somit selbst. Ein Schock muß daher sofort gelöst werden. Mit der Nr. 26 soll man die Sperre lösen können. Nebenwirkungen gibt es nicht.

Sollte es Ihnen wirklich weitergeholfen haben, wäre ich Ihnen von Herzen dankbar, wenn Sie es mir mitteilen würden.

Nach der Nr. 26 sind die Nr. 22/59 gut für Krebspatienten. Für bestrahlte Patienten soll außerdem die Nr. 1 und für chemotherapeutisch behandelte Patienten soll die Nr. 57 genommen werden. Wie gesagt, ich habe noch keine Beweise dafür. Vielleicht helfen Sie mir, die Wahrheit herauszufinden? Das Buch selbst ist interessant und wunderbar geschrieben. Ich wäre Ihnen für Ihre Hilfe im Namen aller Krebspatienten sehr dankbar.

»So einfach ist Heilen«

Lieber Leser meiner Bücher! Viele wissen schon, daß ich Vorträge und Seminare halte. Jetzt ist es endlich soweit. Viele Jahre hat man mich gebeten, ein Seminar auf Band aufzunehmen. Endlich liegt eine einwandfreie Aufnahme vor. Ein kompletter 6stündiger Originalvortrag. Ganz besonders für Krebspatienten wichtig. Dort werden sehr viele Tips und Anregungen gegeben. Sie sollten sie wirklich beherzigen. Themen der Veranstaltung waren außerdem:

Krebs – Osteoporose – Cholesterin – Immunsystem

Warum ist Cholesterin nicht und zuviel Eiweiß schädlich?

Wieviel Kalzium braucht der Mensch?

Braucht jede Frau Hormone?

Welche Vitamine reduzieren Krebs um 40%?

Wie entsteht ein Knoten?

Wieviel Milchprodukte muß der Mensch verzehren?

Wie senkt man Bluthochdruck?

Ist Rheuma, Arthritis, Gicht durch richtige Ernährung heilbar?

Damit habe ich endlich mein Versprechen eingelöst. Ich wünsche Ihnen viel Spaß beim Zuhören.

Schon lange weiß ich, wenn man nichts weiß, daß man dann brutal manipuliert wird. Seinerzeit, in meiner schwärzesten Zeit, dachte ich immer: »Wenn ich doch so viel wie Frau Treben wüßte, dann würde ich gesund werden.« Bis mir aufging, Frau Treben hat sich ja auch nur alles Wissen angelesen. Lesen kann ich auch. Also begann ich damals meinen Weg durch die Buchfachwelt und fand so ziemlich viel Ungereimtheiten bei der Medizin.

Es ist noch immer so. Da sogar noch eine Ärzteschwemme auf uns zukommen soll, ist es wichtig, daß wir einfachen Menschen uns jetzt aufklären und damit selbst helfen. Ganz besonders wir »Krebse«! Deswegen möchte ich Sie noch auf drei weitere sehr wichtige Bücher aufmerksam machen.

Dr. med. Uwe Heyll »Risikofaktor Medizin«, Untertitel: »Gesundheitsschäden durch Übertherapie, Gefahren der Krankheitsvorsorge. Die wahren Ursachen der Kostenexplosion. Wege zu einer neuen Medizin. Es ist in der Tat ein ausgezeichnetes Buch. Er beschreibt alles ganz ausführlich, und was noch viel wichtiger ist, man kann es als »Lieschen Müller« lesen und verstehen. Er schreibt unter anderem: »Die moderne Medizin hat immer aufwendigere Behandlungen entwickelt, mit oft gefährlichen Nebenwirkungen. Manche Therapien sind unwirksam, viele schaden sogar dem Patienten. Durch diese Übertherapie ist die Medizin selbst zu einem Risikofaktor für unsere Gesundheit geworden und hat die dramatische Kostenexplosion im Gesundheitswesen mitverschuldet.« Er schreibt auch ausführlich über die Chemotherapie. Für Krebspatienten ist dieses Buch schon wichtig.

Wenn man Ihnen immer noch nicht glauben will, dann besorgen Sie sich doch bitte noch folgendes Buch: »Die zytostatische Chemotherapie fortgeschrittener epithelialer Tumoren« von Dr. Ulrich Abel.

Es ist schauderhaft schwer zu lesen. Selbst für mich war es nicht ganz einfach. Aber vielleicht wird Ihr Arzt Ihnen nicht mehr so viel vorlügen, wenn Sie ihm das Buch mal zeigen. Auf Seite 72 fast am Schluß schreibt Abel folgendes: »Für einen Außenstehenden muß es unverständlich erscheinen, warum Therapiekonzepte, die sich seit Jahrzehnten in Tierexperimenten als wirksam erwiesen haben und für deren Wirkung beim Menschen viele Befunde sprechen, nicht in neuerer Zeit in kontrollierten Studien einer Prüfung unterzogen werden. Die Konzentration von 90 % der Kräfte und Patienten in Chemotherapiestudien könnte sich als einer der folgenschwersten Irrwege der klinischen Onkologie erweisen.

Und dann stieß ich auf einen »Leckerbissen«, der leider nicht billig ist.

Haben Sie sich schon einmal für ein Nachschlagewerk der Naturheilkunde interessiert? Nein? Ich bis jetzt auch nicht. Dann stieß ich auf das ZDN, Zentrum zur Dokumentation für Naturheilverfahren e.V. Das ZDN hat in Zusammenarbeit mit dem Forschungsinstitut »Freie Berufe« der Universität Lüneburg, im Auftrag des Niedersächsischen Ministeriums für Wirtschaft, Technologie und Verkehr ein Nachschlagewerk der Naturheilkunde erarbeitet. Dieses ist wirklich die umfangreichste Dokumentation, die man sich nur wünschen kann. Ca. 200 maßgebende Therapeuten und Wissenschaftler aus ganz Europa haben daran gearbeitet. Es ist einfach, verständlich und packend geschrieben. Jeder Mensch, der sich anders heilen möchte, sollte es lesen. Es hilft Ihnen außerdem sehr viel Geld sparen. Schlägt man Ihnen besondere Therapien oder Untersuchungen vor, die Sie selber zahlen müssen, dann lesen Sie nach und prüfen selbst, ob es Sinn und Zweck für Sie hat.

Ich garantiere Ihnen, wenn Sie dieses Werk gelesen haben, wissen Sie wahrscheinlich mehr, als Ihr Arzt oder Heilpraktiker. Sie werden fachlich und sachlich fundiert argumentieren können, wenn Menschen, verächtlich über alternative Heilmethoden, Sie verunsichern wollen. Redet jemand abfällig über bestimmte Heilmethoden, können Sie freundlich auf dieses Nachschlagewerk hinweisen. So helfen Sie mit, Dummheit aus der Welt zu schaffen. Therapeuten, die nur abfällige Worte finden, werden so von uns Patienten auf Dauer gemieden. Wenn die Kasse nicht mehr »klingelt«, muß man entweder seinen Beruf wechseln oder umlernen. Jede Gesellschaft bekommt die Therapeuten, die sie verdient. Ändern Sie sich, dann ändert sich auch Ihr Therapeut.

Das Werk ist so aufgebaut, daß Sie persönlich vieles selbst tun können. Seite für Seite wird Sie faszinieren!

Alle Wissenschaftler und Therapeuten, die an diesem Werk mitgearbeitet haben, erhalten kein Honorar, sonst wäre das Nachschlagewerk unbezahlbar geworden. 8 Bände mit über 5000 Seiten warten darauf, von Ihnen gelesen zu werden. 1000 km bestehen auch nur aus lauter kleinen Schritten.

Mit Angst läßt sich gut Geschäfte machen. Aufgeklärte Menschen leben länger.

Wunder gibt es immer wieder!

Um nicht Vitamine und Enzyme zu zerstören, ist die Zubereitung des Gemüses von ungeheurer Wichtigkeit. Hinzu kommt, daß gerade Kranke oft sehr geschwächt sind und deswegen schon oft auf Gemüse verzichten, weil das Schrappen oder Schälen sehr viel Kraft und Zeit erfordert. Ich selbst hatte damals meine Schwierigkeiten damit. Außerdem zerfallen beim Schälen sehr schnell die Vitamine und Enzyme. Die Möhren, Kartoffeln, Rettiche, Rote Beete etc., waren ein sehr großes Problem für mich. Und gerade diese Produkte sollte ich doch verstärkt essen. An meinem Sorgentelefon höre ich immer wieder diese Klagen. Viele Jahre konnte ich keinen richtigen Rat geben. Mir tat es stets sehr leid, bemühten sich die Kranken doch so tapfer, gesund werden zu wollen. Dann lernte ich die Ha-Ra-Produkte kennen. Natürlich glaubte ich sofort, es sei ein chemisches Produkt. Ein chemisch-biologisches Laboratorium hat aber die lebensmittelrechtliche Unbedenklichkeit des Produktes bescheinigt.

Mit diesem Ha-Ra-Läppchen/Handschuh kann man tatsächlich ohne Kraftaufwand alles Gemüse putzen. Es geht so schnell, daß man gar nicht mehr aufhören möchte. Der Handschuh ist besonders für Menschen geeignet, die Probleme mit den Händen haben (Rheuma, Arthritis, Arthrose etc.). Einfach die dunkelblaue Seite etwas naß machen, einmal leicht damit über das Gemüse reiben und schon ist das ganze Gemüse/Kartoffeln, ohne verletzt zu werden, sauber. Warum funktioniert es so einfach? Durch ein patentiertes Schrumpfungsverfahren wird die Normalfaser gestaucht. Dadurch erhält die Faser mehr Kanten, die wiederum die Reinigungsleistung erhöhen. Gewußt wie! Das ist alles!

Dieser Lappen/Handschuh kann nicht nur Ihr Gemüse waschen, sondern noch viel mehr. Rufen Sie die Telefonnummer 06826/4055 an, und man sagt Ihnen, wo Sie noch mehr Wissen darüber erhalten: z. B. Fensterputzen in 1–2 Minuten sogar bei Sonnenschein, blitzblank. Vor einem muß ich Sie aber warnen, Sie können in einen regelrechten Putzrausch verfallen!

Viel Vergnügen!

Es gibt noch einen Handschuh für das »Problemfeld« Haut. Als Kranker wissen Sie längst, daß man 5 mal mehr über die Haut aufnimmt, positiv wie negativ. Wenn Sie mit dem Waschhandschuh in kreisender Bewegung über Ihren Körper fahren, öffnen sich Ihre Poren. Außerdem lösen Sie damit alte Schuppen, Talgablagerungen, etc. ab. Somit bereiten Sie Ihren Körper regelrecht vor, wenn Sie z. B. ein Kräuter-, Eichenrinde-, Zinkrautbad nehmen müssen. Besonders in der Nierengegend ist es sehr wichtig.

Trocken abreiben, kurz bevor man ein Entgiftungsbad nehmen will, oder einfach naß morgens den Körper damit abreiben, um so den Kreislauf anzuregen. Durch die Arbeit der Fasern werden die Zellen massiert, also werden Sie auch wieder gut mit Sauerstoff versorgt.

Selbst die Hormonausschüttung wird damit angeregt. Und das alles nur, weil man die Poren richtig saubermacht.

Das Buch: »Vom richtigen Zeitpunkt« von Johanna Paunegger und Thomas Poppe ist in meinen Augen ein »Hammer«.

Haben Sie schon mal gehört, daß man nach dem Mondkalender putzen soll? Oder einkochen, oder Wäsche waschen, sich Zähne ziehen lassen soll. Feste Vorsätze können dann viel besser eingehalten werden. Blumen zur richtigen Zeit gegossen, brauchen über 14 Tage lang dann kein Wasser mehr und man kann beruhigt in Urlaub fahren. Daß man Operationen nur zu bestimmten Zeiten durchführen lassen soll. Selbst wenn man Medikamente einnimmt, kann man mal eine schnelle Wirkung erwarten und dann wiederum können sie richtig schaden? Schon davon gehört? Ja ja, das alte Wissen macht sich allmählich breit. Ich habe mich schon lange mit dem Mond befaßt. Aber dieses Buch ist einfach einmalig. Es ist deswegen so einmalig, weil es am Schluß einen Kalender besitzt. Darauf ist genau vermerkt, was wir gerade haben. Vollmond, Neumond, Halbmond, abnehmender und zunehmender Mond. Man schaut einfach nur nach und hält sich daran. Selbst wenn man Unkraut im richtigen Augenblick ausreißt, wächst es nicht mehr nach. Dieses Buch dürfte wirklich in keinem Haushalt fehlen.

Zum Schluß möchte ich Sie bitten, mir zu helfen, was heißt mir, uns!

Unter dem Motto: »Einigkeit macht stark«.

Immer wieder wurde ich angesprochen, ob ich nicht einen Verein gründen wolle, der sozusagen mithilft, daß man gesund bleibt. Lange Jahre habe ich mich gesträubt. Ich sah es nicht als meine Aufgabe an. Bis dann die Fördergemeinschaft Naturheilkunde e.V. anfragte, ob ich nicht den Vorsitz dieses gemeinnützigen Vereins übernehmen möchte.

In den 10 Jahren, seit ich meinen Krebs in den Griff bekam, ist mir erschreckend klar geworden, wie sehr wir doch von der Chemie »vergewaltigt« werden. Die Ölmultis und Chemiebosse können uns deswegen so manipulieren, weil sie sich zusammengeschlossen haben. Einigkeit macht stark. Auch die Mafia ist so stark, weil sie so viele Mitglieder, besonders aktive Mitglieder, hat.

Daß aufgeklärte Menschen länger leben, wissen Sie lieber Leser inzwischen auch schon. Alle wollen uns nur verwalten. Besonders uns »Krebse«. Wir einfachen Menschen werden fast wie Marionetten benutzt.

Über die Fördergemeinschaft Naturheilkunde kam mir der Gedanke an eine »Kleine-Leute-Lobby«. Wenn wir uns jetzt zusammenschließen, sind wir stark und werden unschlagbar. Wir lassen uns nicht mehr manipulieren! Wir, das heißt der Vorstand arbeitet selbstverständlich ehrenamtlich. Alles Geld was reinkommt, soll den Mitgliedern auf irgendeine Art und Weise wieder zugute kommen.

Z. B. kostet die Jahresmitgliedschaft 72,- DM, voll von den Steuern abzugsfähig. Außerdem erhalten Sie dann als Mitglied dafür auch noch jeden Monat die Zeitschrift »Der Naturarzt«, Kostenpunkt am Kiosk 5,- DM, völlig kostenlos zugesandt. Es ist eine ausgezeichnete Zeitschrift, die einzige populärwissenschaftliche Fachzeitschrift für an natürlichen Lebens- und Heilweisen interessierten Laien. Mit einem Wort, Sie bekommen mehr zurück, als Sie uns gegeben haben. In Abständen erhalten Sie außerdem wichtige Mitteilungen per Post. Wenn dann noch Geld in der Kasse bleibt, wollen wir kleine Zentren in Deutschland schaffen, zu denen Sie dann als Mitglied Zugang haben. Unser Traum ist es, wenn wir eine Million Mitglieder haben, eine eigene Krankenkasse anzubieten, die all das bezahlt, was man Naturheilmittel nennt. Bitte helfen Sie mit, mit Ihrer Mitgliedschaft, oder auch einer Spende (Spendenbescheinigung wird umgehend nach Eingang des Betrages zugesandt), auch voll steuerlich abzugsfähig.

Wir, der Vorstand, würden uns auch über tolle Anregungen, was wir für Sie tun können, freuen. Mit einem Wort, wir sind für alle Fragen offen. Vor allen Dingen können wir mit Spenden sehr viel schneller unser Ziel erreichen. Denken Sie daran, Einigkeit macht stark. Wachen Sie auf. Das Glück der Erde liegt in Ihrer Hand. Wenn wir jetzt alle anfangen, macht garantiert unser Herrgöttle den Rest!

Beitrittserklärung

Hiermit beantrage ich die Mitgliedschaft bei der Fördergemeinschaft Naturheilkunde gemeinnützige Gesellschaft zur Aktivierung der Selbstheilkräfte e.V.
61462 Königstein-Falkenstein, Le Mêle-Straße 16,
Tel. 0 61 74 / 49 45, Fax 0 61 74 / 2 45 44

Ich bezahle den Jahresbeitrag von DM 72,– jeweils 12 Monate im voraus, zu Beginn des Fälligkeitsjahres, wie angekreuzt:

☐ DM 72,– jährlich (Richtbeitrag für Mitglieder)
☐ DM ..... Beitrag für fördernde Mitglieder nach Selbsteinschätzung, mindestens jedoch DM 200,–/Jahr zusätzlich spende ich einmalig DM ...., monatlich DM ....

_____

Name   Vorname

_____

Straße

_____

PLZ – Ort

_____

Geburtsdatum   Telefon

_____

Beruf

_____

Datum   Unterschrift

Meine Mitgliedschaft bezahle ich jährlich im voraus wie angekreuzt:
☐ Scheck anbei
☐ gegen Rechnung
☐ Betrag wird überwiesen auf das Postgiro-Konto Frankfurt am Main
   Nr.: 447 454-606   BLZ 500 600 10

Bei Bedarf könnte ich für die Fördergemeinschaft folgende Aufgaben übernehmen:

_____

_____

Für jede Anregung sind wir dankbar, notieren Sie hier Ihre Vorschläge:

_____

_____

_____

_____

Schon mal was von Ohrenkerzen gehört?

Das Wissen soll von den Hopis stammen. Es ist also ein indianisches Heilmittel. Lange Zeit wurde ja jegliche Naturmedizin verspottet. Doch ganz langsam begreifen wir Menschen, daß wir uns mit chemischen Präparaten nur noch kranker statt gesünder machen. Wir können sie als »Lieschen Müller« und »Otto Normalverbraucher« aber nur einsetzen, wenn wir a) überhaupt Kenntnis davon bekommen und b) erfahren, wie man so etwas gefahrlos am eigenen Körper einsetzen kann.

Wenn Sie schon eifrige Leserin meiner Bücher sind, müssen Sie mit der Zeit gemerkt haben, daß ich nur »ungefährliche« Mittel vorstelle; Medizin, die hilft, ohne Nebenwirkungen zu verursachen. Es stimmt nämlich nicht, daß nur bittere Medizin hilft. Also je stärker die Nebenwirkungen, um so größer auch der Heilerfolg? Anschließend haben wir es dann nur noch mit den Nebenwirkungen zu tun.

Also, was sind denn jetzt Ohrenkerzen wirklich?

Von den Hopi-Indianern, einem Volk mit großer Heilkenntnis und hoher Spiritualität, gelangte das Wissen langsam nach Europa.

Die Ohrenkerzen sind so dünn und so lang wie ein ganz normaler Bleistift. Man steckt sie ins Ohr und entflammt die ohrferne Seite, dadurch glimmt sie langsam auf. Zunächst entsteht im Ohrbereich ein Unterdruck, der durch den Verbrennungsprozeß entsteht und somit zu einer feststellbaren Druckregulation der Nebenhöhlen führt. Über 90% der Patienten beschreiben spontan ein »leichteres« Gefühl in der Ohr-Kopf-Ebene.

Wertvolle Kräutersubstanzen dringen durch das Abbrennen nach innen. Dadurch können viel besser Schlakken und Ablagerungen abtransportiert werden. Ein sanfter, wohltuender Wärmefluß wird nach innen geleitet. Die Durchblutung wird angeregt. Es kann nichts passieren. Selbst Kinder haben diese Behandlung sehr gern.

Die gesamte Behandlung ist angenehm und faszinierend. Der Patient liegt flach und bequem auf der Seite. Die Gebrauchsanleitung, wie es gemacht wird, liegt selbstverständlich jeder Packung bei.

Man sollte immer beide Ohren nacheinander therapieren. Zusammen dauert die Behandlungszeit ca. 15 Minuten.

Einsetzen können Sie diese Ohrenkerzen bei:
Irritationen von Ohr und Nebenhöhlen,
entspannende Beruhigung bei Überregtheit und Streßsymptomatik,
Ohrengeräuschen (wie z. B. Ohrensausen und Ohrendruck),
Durchblutungsstörungen des Ohrs,
Druckregulation bei Kopfschmerz, Migräne, Sinusitis und Rhinitis,
lokale Aktivierung von Stoffwechsel und Lymphe,
Stimulierung der Energieflußzirkulation.

Ich habe seit meiner Chemotherapie vor neun Jahren lästiges Ohrensausen zurückbehalten. Ich werde es jetzt mal mit den Ohrkerzen versuchen. Vor Monaten habe ich sie bei mir schon einmal eingesetzt, als ganz plötzlich ein Ohr zusaß und ich nichts mehr darauf hören konnte. Innerhalb kürzester Zeit hatte ich wieder ein normal funktionierendes Ohr.

Es werden immer zehn Ohrkerzen in einer Spezialverpackung geliefert, denn sie dürfen ja nicht zerbrechen. Außerdem hat man dann immer einen kleinen Vorrat daheim und kann sich schnell behelfen oder auch anderen in Not geratenen Familienmitgliedern helfen.

Achtung

**Bevor Sie zum Arzt gehen oder ein Krankenhaus
aufsuchen, möchte ich Ihnen dringend raten,
sich vorher das Buch »Pfusch an der Frau«
zu besorgen und sofort zu lesen.**

Es ist ein Buch ganz besonders für uns Frauen. Es zeigt
uns die krankmachenden Normen sowie überflüssige
Operationen, die an uns ausgeführt werden, nur der lu-
krativen Geschäfte wegen. Auch bei Krebs. Mich hat
noch nie ein Buch so fassungslos gemacht. Helfen Sie mit
und machen viele Frauen darauf aufmerksam. Nur so haben wir noch eine Chance, gute Ärzte zu bekommen.
Das Buch ist auch ein Ratgeber für einen anderen Um-
gang mit dem Frauenarzt.

254 Seiten   **DM 36,–**

**Auslieferung:
Genius Versand
Münster**

Quellennachweis

[1] Waerland, Are, Befreiung aus dem Hexenkessel der Krankheit, Humata Verlag, Bern 1953

[2] Diamond Dr., John, Die Heilende Kraft der Emotionen, Verlag für angewandte Kinesiologie, Freiburg 1987

[3] Valnet, Jean, Aroma-Therapie, Heyne Verlag, München 1986

[4] Der Findhorn-Garten, Franz Schickler Verlag, Berlin 1975

[5] Nöcker, Rose-Marie, Großes Buch der Sprossen und Keime, Heyne Verlag, München 1987

[6] Just, Adolf, Kehrt zur Natur zurück, 1930 (nicht mehr erhältlich)

[7] Schmidsberger, Peter, Der kritische Patient, Südwest Verlag, München 1977

[8] Herberts, Gottfried, Begegnungen mit Außerirdischen, Fischer Verlag, Frankfurt 1977

[9] Münzinger-Ruef, Ingeborg, So stärken Sie Ihr Immunsystem, Heyne Verlag, München 1987

[10] Lock, Charles, Waldemar, 1886 (nicht mehr erhältlich)

[11] Ruesch, Hans, Die Pharmy Story, Hirthammer Verlag, München 1985

[12] Bachmann, Christian, Die Krebsmafia, Fischer Verlag, Frankfurt 1983

[13] Häberle, P. Thomas, Helfen und Heilen, Veritas Verlag, Linz 1984

[14] Löffler, Helmut, Naturheilkunde von A–Z, Moewig Verlag, München 1981

[15] Kushi, Michio, Orientalische Diagnose (evtl. über Bioläden zu beziehen), Pala Verlag 1980

[16] Cayce, Edgar, Das große Edgar Cayce-Buch, Bauer Verlag, Freiburg 1983

[17] Issberner-Haldane, Ernst, Die medizinische Hand- und Nageldiagnostik, Bauer Verlag, Freiburg 1981

[18] Keller, Willi, Autogene Bio-Dynamik, Eigenverlag, Mannheim 1971

[19] Muramoto Narborn, Heile dich selbst, Hugendubel Verlag, München 1987

[20] Thakkur Dr., Ajurveda, Bauer Verlag, Freiburg 1977

[21] Lotz Dr., Volker, Freiheit und Glück, Peter Erd Verlag, München 1987

[22] Derlon, Pierre, Die Gärten der Einweihung, Sphinx Verlag, Basel 1982

[23] Sills-Fuchs, M. Wiederkehr der Kelten, Knaur Verlag, München 1983

[24] Pfarrer Harzenmoser, Pfarrer Harzenmosers Gesundheitsbuch, Stauffacher Verlag, Zürich 1962

[25] Benedikt, Heinrich, Die Kabbala, Bauer Verlag, Freiburg 1986

[26] Bio-Medizin, Lexikon, Falken Verlag, Niedernhausen 1983

[27] Lorber, Jakob, Lorber Verlag, Bietigheim 1979

[28] Zeff Dr., Sam, Amalgam, Hübner Verlag, Waldeck 1985

[29] Stangl, Anton, Hoffnung auf Heilung, Econ, Düsseldorf 1984

[30] Haich, Elisabeth, Einweihung, Drei-Eichen-Verlag, München 1985

[31] Malz, Betty, Übernatürliches Leben, Trinity Verlag, (vergriffen)

[32] Villoldo, Heilen und Schamanismus, Sphinx Verlag, Basel 1986

[33] Diamond Dr., John, Der Körper lügt nicht, Verlag für angewandte Kinesiologie, Freiburg 1979

[34] Roberts, Jane, Die Natur der persönlichen Realität, Ariston Verlag, Genf 1985

Weitere Literatur

Davis, Roy, Die Macht der Seele, CS-Verlag, Frankfurt 1978

Eggenstein, Kurt, Der Prophet J. Lorber, Verlag Mehr Wissen, Düsseldorf 1987

Eknath Easwaran, Mantram, Hilfe durch die Kraft des Wortes, Bauer Verlag 1986

Graff, Paul, Aids, Knaur Verlag, München 1986

Gerosa, Klaus, Öko-ABC, Bastei Verlag, Bergisch Gladbach 1985

Jaeckel, Karl-Heinz, Dialog mit dem Jenseits, Neugra Verlag, München 1984

Janpolsky Dr., Lieben heißt die Angst verlieren, Hübner Verlag, Waldeck 1981

Löhlein, Herbert A., Angst, ein Bluff der eigenen Seele, Verlag Dr. Helmeier, München 1967

Maclean, Dorothy, Du kannst mit Engeln sprechen, Aquamarin Verlag, Grafing 1980

Schiegl, Heinz, Color-Therapie, Bauer Verlag, Freiburg 1979

Keppler, Hermann, Mehler Ha. A., Der sanfte Schrei. Das Leiden an der Psychiatrie, Heyne-Verlag, München 1987

Keppler, Hermann, Mehler Ha. A., Fastenkuren, Falken-Verlag, Niedernhausen 1986

207

Wer ist Gesundheitskiller Nr. 1

Von Gisela Friebel-Röhring und Erika Wellmann

Das Kursbuch der säurefreien Kost. Nach wenigen Monaten die zweite Auflage

Das revolutionäre Buch der Ernährung. Ein Leitfaden zur Bewältigung aller Ihrer gesundheitlichen Probleme. Ernährung als Basistherapie gesundheitlicher Störungen. Reichhaltige Rezeptauswahl für die Zubereitung einer säurefreien Kost.
Unvorstellbar, daß es nicht Dutzender Diäten für alle möglichen Krankheiten bedarf, sondern daß es eine Ernährungsform gibt, die sich heilsam auswirkt, egal ob Sie an Depressionen oder Rheuma leiden, Herzprobleme oder Durchblutungsstörungen haben usw. oder einfach schöner aussehen wollen. Dieses Buch geht auf kritische Distanz zu Ernährungsweisen, die sich als vollwertig bezeichnen, aber häufig genug nicht zu wirklicher Gesundheit führen.

Ariane Verlag   DM 30,–

ISBN 3-929960-04-4
Auslieferung
Genius Versand
Münster

Ich habe Krebs!
Na und?

Die Autorin Gisela Friebel-Röhring schreibt:

Jedes Jahr erkranken über 200 000 Menschen in unserem Land an Krebs. Die Medizin ist oft machtlos. Das Urteil Krebs löst Panik und Todesängste aus. Ich selbst bin an Krebs erkrankt und habe einen Weg aus der Hoffnungslosigkeit gefunden und lebe noch immer. Ich habe erkannt, daß es an uns ganz allein liegt, ob wir diese Krankheit besiegen oder nicht. Das Buch wird Kraft zum Weiterkämpfen geben.

ISBN 3-87310-001-0 · DM 12,–

Ärzte sind nicht allwissend

In diesem Buch geht Gisela Friebel-Röhring Irrtümern und Fehlentwicklungen der Schulmedizin nach. Sie zeigt auf, welche schlimmen Folgen es für den Patienten haben kann, wenn sich die ärztliche Behandlung auf Stahl, Strahl und Chemie beschränkt und dabei die Seele des Kranken außer acht läßt. Vor allem geht es der Autorin darum, daß in der Medizin wieder die natürlichen Heilmittel eingesetzt werden, mit denen erstaunliche Erfolge ohne schädliche Nebenwirkungen erzielt werden können.

ISBN 3-87310-002-9 · DM 10,–

Auslieferung
Genius Versand
Münster

Heilen ist einfach

Von Gisela Friebel, Dr. med. Klaus Hoffmann

Medizin auf das Ursprüngliche und im wahrsten Sinne Einfache zurückgeführt. Heilung auf einfachste, ungefährlichste, billige Weise zu bewirken, so wie es die Natur und unsere Vorfahren vorgegeben haben. Das ist der Tenor dieses Buches, der die innerliche und äußerliche Anwendung von Heilerde als Heilmittel in den Mittelpunkt stellt.

Nachvollziehbar von jedem und frei von allen Risiken! Erstaunt wird so mancher Laie (und Fachmann!) über die vielen therapeutischen Möglichkeiten der Heilerde sein.

Äußerliche Anwendung, bei kosmetischen Problemen, eiternden (!) Wunden, Geschwüren, Arthritis und zur Haarwäsche. Innerliche Anwendung zur Giftstoffbindung im Magen-Darm-Trakt bei allen chronischen Krankheiten.

Ein interessantes und für jedermann verständlich geschriebenes Buch mit hohem Informationswert.

ISBN 3-928306-00-6
DM 12,–
Auslieferung
Genius Versand
Münster

Nahrung für deine Seele

Gisela Friebel / Dr. med. Klaus Hoffmann

»Nahrung für deine Seele« ist in erster Linie eine Hilfe-
stellung für verzweifelte Angehörige psychisch Er-
krankter. Aber auch Therapeuten, die auf dem Weg
sind, wirklich helfen zu wollen, können damit arbeiten.
Die Autoren verweisen auf vollkommen neue Wege,
die auch jeder Laie gefahrlos gehen kann. Das Buch ist
ein Wegweiser für die richtigen Nährstoffe und Verfahren, wie man psychisch Kranken wirklich helfen
kann. Da es sich hier um ein so brisantes Thema handelt, kommen auf weiten Strecken Fachexperten zu
Wort. Es wird über die Nebenwirkungen von Medikamenten sowie Elektroschocks aufgeklärt. Auch werden ganz konkrete Hinweise gegeben, wo man Hilfe
bekommen kann.

Ariane Verlag   DM 14,80

ISBN 3-929960-03-06
Auslieferung
Genius Versand
Münster

Gesundheit
fast zum Nulltarif

von Gisela Friebel

Können verschiedene Krankheiten wie Diabetes, Rheuma, Schuppenflechte, Migräne und viele andere mehr, durch dasselbe Nahrungsmittel gebessert oder geheilt werden?
Was unserem nüchternen Menschenverstand unmöglich erscheint, ist für viele bereits Realität geworden. Durch besondere Aufbereitungsformen von Getreide aus biologischem Anbau (Gärprozeß auf Milchsäurebasis), die eine weitreichende Aufnahme vieler wichtiger Inhaltsstoffe (Vitamine, Spurenelemente, Enzyme) gewährleisten, lassen sich Stoffwechselprozesse gründlich beeinflussen. Dies kann unter Vermeidung grober Ernährungsfehler zu einer so weitreichenden Normalisierung des Stoffwechsels führen, daß obengenannte Krankheitsbilder in vielen Fällen erheblich gebessert oder geheilt werden können.
Erfahrungsberichte Betroffener geben Hoffnung und Mut!

Ariane Verlag   DM 12,–
ISBN 3-929960-00-1
Auslieferung
Genius Versand
Münster

Mein kleines Wunderbuch will auch anderen Neurodermitis-Kindern helfen

Ortrun Brodt-Weinlich

Das kleine Mädchen Inja war bereits als Baby am ganzen Körper an Neurodermitis erkrankt, einem stark juckenden Hautausschlag. Während sich die Mutter intensiv mit ihrer Tochter beschäftigte, entwickelte sie ein Programm von Therapie-Maßnahmen: eine bestimmte Ernährungsweise, spezielle Pflege der Haut und spielerische Bewegungsübungen gehören dazu.

Daraus wurde »Mein kleines Wunderbuch . . .«, in dem die an Neurodermitis erkrankte Inja erzählt, was sie und ihre Mutter tun, um die Krankheit schließlich völlig zu überwinden. Die heute völlig symptomfreie Inja meint: »Mein kleines Wunderbuch soll auch anderen Kindern helfen«.

Die Autorin Ortrun Brodt-Weinlich, Mutter von Inja und einer weiteren Tochter, gestaltete in Zusammenarbeit mit dem Verlag ein Büchlein, aus dem Eltern ihren kleinen Kindern vorlesen und anhand vieler beispielhafter, farbiger Bilder zeigen können, was sie tun und lassen müssen, um die Krankheit Neurodermitis zu überwinden.

Im Anhang enthält »Mein kleines Wunderbuch« Rezepturen für Pflegemittel und Salben sowie Rezepte für Mahlzeiten und Lekkereien, die bei Neurodermitis Linderung bringen und die Heilung fördern. Ein Therapiebuch für Eltern und ihre Kinder ab drei Jahren.

ISBN 3-927027-01-4   DM 22,80
3. Auflage

Auslieferung
Genius Versand
Münster

Die Kleidung – unsere zweite Haut

Paulus Johannes Lehmann

»Kleider machen Leute« ist ein geflügeltes Wort. Doch daß von der Kleidung eine gesundheitliche und ökologische Wirkung ausgeht, ist weniger bekannt. Hier will Paulus Johannes Lehmann mit seinem Fachbuch »Die Kleidung – unsere zweite Haut« Abhilfe schaffen. Jetzt ist die dritte weitgehend überarbeitete Ausgabe des Buches erschienen. Sie kann als Fundgrube an Wissen und praktischen Anregungen rund um die Kleidung bezeichnet werden. Der Themenkreis reicht von der Beschreibung der Vor- und Nachteile aller herkömmlichen Materialien bis zu zahlreichen Einkaufs- und Pflegetips. Auch die kaum bekannte Funktion der Kleidung als Therapie wird erläutert. Das umfangreiche Stichwortverzeichnis macht das Buch zu einem handlichen Nachschlagewerk.

ISBN 3-927027-05-7   DM 39,80
3. Auflage

Auslieferung
Genius Versand
Münster

Zwischen Ethik und Profit Arzt und Patient als Opfer eines Systems

Edgar Berbner

Ein Arzt packt aus. Schuld daran ist unser Gesundheitssystem, das Arzt wie Patient dazu verführt, von den Pfaden der Moral und Ethik abzuweichen. Moral ist Luxus und wird bestraft mit Leistungsentzug.

Das Vertrauensverhältnis zwischen Arzt und Patient bleibt davon nicht unberührt. Zwänge und Ängste, die daraus entstehen, lassen Vertrauen schwinden und Mißtrauen wachsen. Eine offene Front nach vielen Seiten entsteht. Das Fazit lautet: Unsere Medizin ist krank, reduziert auf intensive technische Diagnostik und ausgiebige Medikamentenverordnung. Der Mensch, der Patient als Ganzes verschwindet aus dem Blickwinkel. Die Medizin degeneriert immer mehr zu einem profanen Dienstleistungsunternehmen, in dem der Mensch zu kurz kommen muß. Sein Körper wird fachärztlich aufgeteilt, für Seele und Gefühle ist da kein Platz mehr.

Dieses Buch ist keine Schuldzuweisung. Es ist die Bilanz eines engagierten Arztes für Allgemeinmedizin aus vorderster Frontlinie. Es ist ein Hilferuf an alle, die sich für die Medizin und unser Gesundheitssystem verantwortlich fühlen. Angesprochen sind Patienten, Ärzte, Politiker, Juristen, Journalisten, Versicherungen, Gewerkschaften und die Verantwortlichen für die medizinische Ausbildung.

Dr. med. Berbner appelliert an Ethik und Moral aller, die die Verantwortung dafür tragen, wie die Zukunft an die Solidarität des einzelnen, aus sozialer Absicherung kein Ausbeuteverhalten zu entwickeln. Unser Gesundheitssystem ist kein Selbstbedienungsladen. Das würde über kurz oder lang Konkurs bedeuten.

ISBN 3-927027-04-9   DM 24,80

Auslieferung
Genius Versand
Münster

Pro und Contra Rohkost-Ernährung

Jamila Peiter

Jamila Peiter zeigte Mut und hat das Tabu der Verfechter der reinen Rohkostlehre gebrochen. Nach enthusiastischen Jahren mit der »Heilkost« sieht sie nicht allein die Pro-Seite dieser naturbelassenen unerhitzten Frischkost, sondern nimmt auch zunehmend die Contra-Seite zur Kenntnis. In ihrer dritten überarbeiteten Auflage von »Die Heilkraft der Vitalernährung« läßt die Autorin ihre langjährigen Erfahrungswerte mit der Rohkost einfließen und ändert zwangsläufig den Buchtitel ab zu »Pro und Contra Rohkost-Ernährung«. Ihr engagierter Einsatz für naturbelassene Nahrung und ihr späteres kritisches Hinterleuchten dieser Ur-Nahrung des Menschen sind untrennbar mit ihrem persönlichen Schicksal verbunden. Ihr selbst war das Leidenspäckchen »Immunschwäche« bereits mit in die Wiege gelegt, was eine »unendliche Krankengeschichte« auslöste. Kaum ein Organ ihres Körpers blieb von Krankheiten verschont. Die Wende 1979 verdankte sie Dr. med. M. O. Bruker. Das Unglaubliche geschah: Nach zehn Tagen der Umstellung auf Rohkost war Jamila Peiter beschwerdefrei. Das Thema Ernährung bestimmte seitdem ihr Leben. 1981 ließ sie sich bei Dr. Bruker zur Gesundheitsberaterin ausbilden, eröffnete in Frankfurt/Main einen Naturkostladen, ging mit Vorträgen und Seminaren über Vollwertkost an die Öffentlichkeit und hält seitdem Kontakt mit vielen Rohkost-Anhängern. 1984 befaßte sie sich außerdem intensiv mit der Instinkt-Therapie von Guy Claude Burger in seinem Therapie-Zentrum bei Paris.

In ihren ersten Rohkost-Jahren zählte nur die Pro-Seite dieser vitalisierenden Kostform. Ja, ihre Überzeugung nahm solch fanatische Züge an, daß jeder Verstoß gegen die selbstauferlegten Ernährungsregeln ein schlechtes Gewissen erzeugte und schon der Verzehr einer gekochten Kartoffel in Selbstvorwürfen endete!

Doch ab dem vierten Rohkostjahr kamen die Rückenschmerzen und Magen-Darm-Beschwerden zurück und öffneten der Autorin zunehmend Auge und Ohr für die Contra-Seite. Sie mußte feststellen, daß mit jedem weiteren Rohkostjahr »Körper und Seele immer mehr auf der Strecke blieben«. Eine Umfrage-Aktion der Autorin brachte außerdem zum Vorschein, daß etwa 90 Prozent der antwortgebenden Rohköstler (522 von 1000) durch die Umstellung auf reine Rohkost – genau wie die Autorin selbst – eßsüchtig geworden waren. Und Sucht bedeutet immer, daß etwas fehlt. Diese Extrem-Erfahrungen in der Rohkost-Szene haben sich inzwischen auf ein gesundes Maß eingependelt und stabilisiert. Nach Ansicht der Autorin ist »eine Ernährungsform in gleichem Maße nützlich, wie sie von Körper, Seele und Geist nicht nur angenommen, sondern tagtäglich praktisch umgesetzt werden kann«.

Wer in dem Buch naturwissenschaftliches Detailwissen und Fakten über Nährstoffe, Vitamine, Mineralstoffe und Spurenelemente erwartet, wird nicht auf seine Kosten kommen. Wer jedoch an erlebten Erfahrungen mit der Vitalkost interessiert ist und seine Ernährungsweise grundsätzlich und kritisch überdenken möchte, wird diesem Buch eine Fülle von konkret umsetzbaren Anregungen und auch Kontakt-Adressen entnehmen können.

ISBN 3-927027-08-1   DM 30,–
3. Auflage

Auslieferung
Genius Versand
Münster

Bestell-Liste

(Stand Okt. 1993)

Bücher:

Der Körper lügt nicht, Diamond	26, – DM
Nahrung für deine Seele, Friebel/Hoffmann	14,80 DM
Ärzte sind nicht allwissend, Friebel	10, – DM
Essen Sie gern Tapetenkleister? Friebel	10, – DM
Ich habe Krebs! – Na und? Friebel	12, – DM
Ich habe Krebs und lebe noch immer, Friebel	12, – DM
So stärken Sie Ihr Immunsystem, Nöcker	14,80 DM
Sind wir schon alle Versuchskarnickel, Friebel	12, – DM
Die heilende Kraft des Lichts, Dr. Libermann	38, – DM
Enzyme, Bausteine des Lebens, Dr. Glenk	12,80 DM
Säure-Basen-Gleichgewicht, Vasey	24, – DM
Tun Sie's doch, Kassorla	9,90 DM
Sternzeichen, Linda Goodmann	14,90 DM
Astrologie sonnenklar, Goodmann	39,80 DM
Sternzeichen der Liebe, alle Tierkrsz., à	6,80 DM
Rheuma heilt man anders, Dr. Hoffmann	36, – DM
Selber keimen	13,80 DM
Weizengrassaft	13,80 DM
Heilen ist einfach, Friebel/Dr. Hoffmann	12, – DM
Gesundheit fast zum Nulltarif, Friebel	12, – DM
Krebs durch Umwelteinflüsse	26,80 DM
Warum Engel fliegen können, Taylor	9,90 DM
Kleidung, unsere 2. Haut, Lehmann	39,80 DM
Zwischen Ethik und Profit, Berbuer	24,80 DM
Wer ist Gesundheitskiller Nr. 1? Friebel/W.	30, – DM

Pro und Kontra, Rohkost, Paiter	30,– DM
Haarprobleme, Blaurock-Busch	22,– DM
Aura Soma, Wall	34,– DM
Risikofaktor Medizin, Heyll	24,90 DM
Nachschlagewerk, 8-bd.	745,– DM
Vom richtigen Zeitpunkt, Paungger	29,80 DM
Augentraining – Besser sehen	29,80 DM
Pfusch an der Frau	36,– DM
Lieben heißt Angst verlieren	27,80 DM
Trotz allem das Leben genießen	29,80 DM
Raus aus der Schuldenklemme	16,80 DM
Männer, eine Gebrauchsanleitung für souveräne Frauen	29,80 DM
Prognose Hoffnung	39,80 DM
Biosun Creme electrique, 100 ml.	34,– DM
regenerative, 100 ml.	34,– DM
aktive, 100 ml.	34,– DM
intensive, 100 ml.	34,– DM
Lotion, 500 ml., electrique	98,– DM
Lotion, 1000 ml., electrique	165,– DM
Kalk, 105 g., 300 Stck.	7,– DM
Vitamin B, 80 g., 220 Stck.	6,– DM
Vitamin C, Acerola, 100 g.	25,– DM
Vitamin E, 112 g., 90 Stck.	29,– DM
Magnesium, 108 g., 90 Stck.	22,– DM
Kelp Meeresalgen, 95 g., 300 Stck.	8,– DM
Ohrkerzen, 10 Stck.	58,– DM
Lichtkapseln, 100 Stck.	100,– DM
Redox, 100 St.	100,– DM
Lichtcreme (Krystall), 15 ml.	22,– DM
30 ml.	39,90 DM
50 ml.	55,– DM
Golden Yacca plus, ca. 250 Stck.	180,– DM

Eichenrinde, 200 ml.	11,90 DM
Ano	41, – DM
Teststreifen, 100 Stck.	8, – DM
Purpurplatte, groß	79, – DM
Purpurplatte, klein	29, – DM
Purpurscheibe, 4 cm	12, – DM
Purpurohrringe, Paar	35, – DM
Hara Ultratuch	13,50 DM
Hara Ultrahandschuh	29,50 DM
Hara Waschhandschuh, groß	32,50 DM
Kühlschrankfrisch	50, – DM
Grüner Daumen	25, – DM
Hirse Augenkissen 11 × 24 cm	18, – DM
Hirse Nackenrolle 16 × 50 cm	86, – DM
Hirse Kissen 40 × 60 cm	78, – DM
Hirse Kissen 40 × 40 cm	46, – DM
Hirse Autokissen 34 × 46 cm	48, – DM
Hirse Kissen 30 × 40 cm	40, – DM
Chufas Nüssli, gut für Nerven u. Darm, 100 g.	5,50 DM
Rubin-Gläser	von 21, – bis 38, – DM

4 Kassetten Tagesseminar Frau Friebel
   6 Std. Laufzeit   85, – DM

Subliminal-Kassetten von Dr. Grünn
Jeder Titel umfaßt zwei Stereo-Kassetten.
Gesamte Spieldauer ca. 100 Minuten
Einfach zuhören und

Nichtraucher werden	29,80 DM
Gedächtnis verbessern	29,80 DM
Angst besiegen	29,80 DM
sexuelles Erleben bereichern	29,80 DM
von Depressionen befreien	29,80 DM
wieder gut schlafen	29,80 DM
innere Heilkraft wecken	29,80 DM
Einsamkeit überwinden	29,80 DM

Schmerzen lösen	29,80 DM
leichter lernen	29,80 DM
sich entspannen	29,80 DM
Fähigkeiten entdecken	29,80 DM
Willenskraft und Selbstdisziplin entwickeln	29,80 DM
Autogenes Training	
Entdecken Sie die heilende Kraft	36,80 DM
Mentales Training	
Entdecken Sie die Kraft Ihrer Gedanken	36,80 DM

Videos:

Nie wieder Rückenschmerzen	39,80 DM
Fitneßprogramm, besonders gut für Menschen	
in sitzenden Berufen	39,80 DM
Tai Chi, Das sanfte Fitneßprogramm	
für jedes Alter	39,80 DM

Weizengrassaftpressen	86, — DM
Irrigator	25,– DM

Original-Vortrag vom Tages-Seminar in 74182 Willsbach
am 15. Mai 1993
Aufzeichnung des Gesamt-Vortrages
(4 MC mit 6 Std. Gesamtlaufzeit)

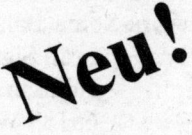

Referentin:

Gisela Friebel-Röhring

85,– DM

Themen der Veranstaltung

- Krebs – Osteoporose – Cholesterin – Immunsystem
- Warum sind Cholesterin nicht und zuviel Eiweiß schädlich?
- Wieviel Kalzium braucht der Mensch?
- Braucht jede Frau Hormone?
- Welche Vitamine reduzieren Krebs um 40%?
- Wie entsteht ein Knoten?
- Benötigt der menschliche Organismus überhaupt Milchprodukte?
- Wie senkt man Bluthochdruck?
- Ist Rheuma, Arthritis, Gicht durch richtige Ernährung heilbar?
- Heilt richtige Ernährung psychische Erkrankungen?

ISBN 3-929960-01-X

Alle Produkte können Sie beim Genius Versand, Postfach 470112, 48075 Münster, Tel. und Fax 025 06 / 24 19 bestellen.

Die Aura-Soma-Balance-Flaschen können bei:

Frau Sigrid Müller
Juliusstr. 6
65189 Wiesbaden
Tel. 06 11 / 37 47 57

bestellt werden. Frau Müller ist Therapeutin für Aura-Soma und kann Ihnen weiterhelfen.